峨眉武术系列

松筋柔脊十二法

总编　谭伟平

主编　徐　武　叶莲子　徐　亮

人民体育出版社

图书在版编目（CIP）数据

松筋柔脊十二法 / 谭伟平总编 ; 徐武, 叶莲子, 徐亮主编. -- 北京 : 人民体育出版社, 2021（2022.9重印）
（峨眉武术系列）
ISBN 978-7-5009-5936-6

Ⅰ. ①松… Ⅱ. ①谭… ②徐… ③叶… ④徐… Ⅲ. ①筋膜—保健—健身运动②脊柱—保健—健身运动 Ⅳ.①R161.1②R681.5

中国版本图书馆CIP数据核字（2020）第264126号

*

人民体育出版社出版发行
北京新华印刷有限公司印刷
新 华 书 店 经 销

*

880×1230　32开本　6.5印张　87千字
2021年7月第1版　　2022年9月第2次印刷
印数：3,001—5,000册

*

ISBN 978-7-5009-5936-6
定价：41.00元

社址：北京市东城区体育馆路8号（天坛公园东门）
电话：67151482（发行部）　　　邮编：100061
传真：67151483　　　　　　　　邮购：67118491
网址：www.psphpress.com
（购买本社图书，如遇有缺损页可与邮购部联系）

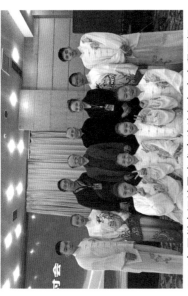

2020年四川内江峨眉武术高峰论坛与专家邱丕相、李重申教授合影

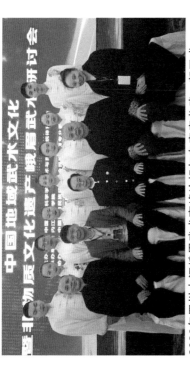

2020年四川内江峨眉武术高峰论坛与专家康戈武、郭玉成、尤再清教授合影

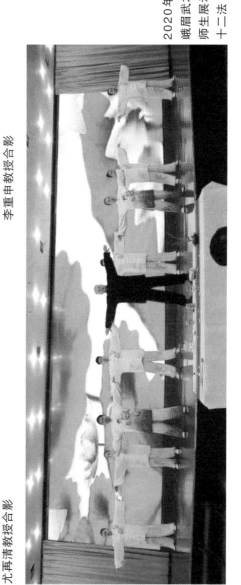

2020年四川内江峨眉武术高峰论坛师生展示松筋柔脊十二法

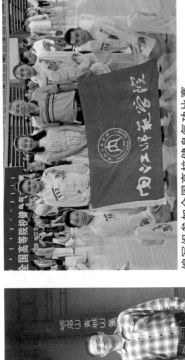

编写组全体成员合影

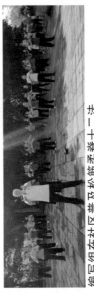

编写组参加全国高校健身气功比赛

编写组在社区普及松筋柔脊十二法

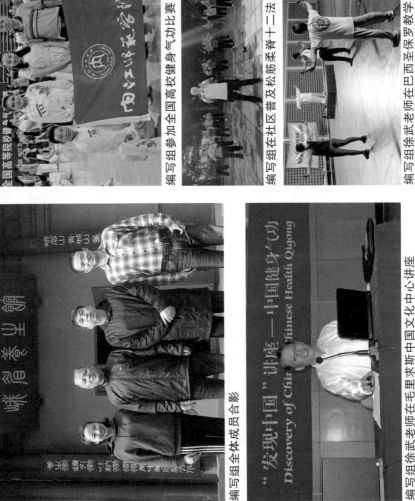

"发现中国"讲座——中国健身气功
Discovery of Chinese Health Qigong

编写组徐武老师在毛里求斯中国文化中心讲座

编写组徐武老师在巴西圣保罗教学

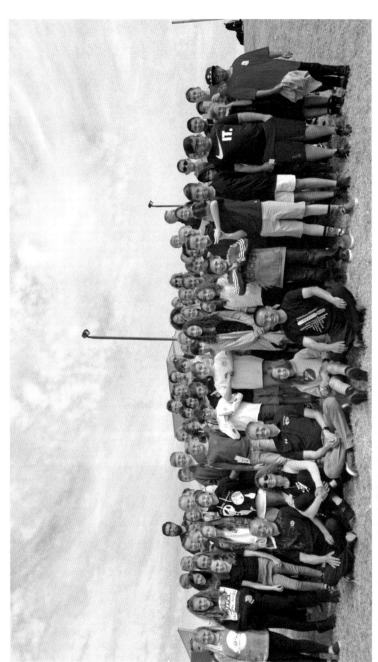

编写马组在亚利桑那州马蹄径小学与师生合影

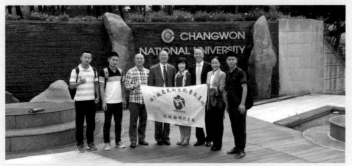

编写组在韩国昌原大学交流

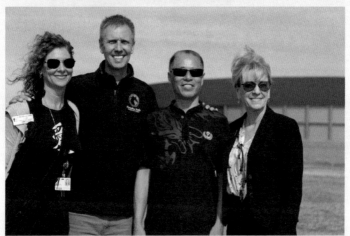

编写组徐武老师与亚利桑那州教育局负责人和马蹄径小学校长合影

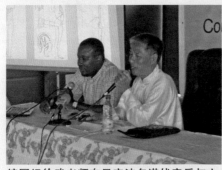

编写组徐武老师在贝宁波多诺伏音乐与文化活动中心讲座

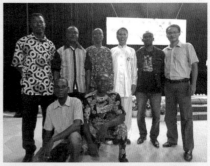

编写组在非洲贝宁中国文化中心讲座

编委会

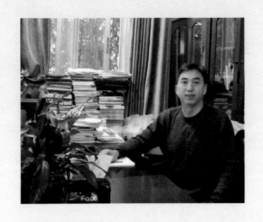

总编　谭伟平

1968年生，重庆巫溪人，中共党员。现任内江师范学院体育学专业教授，体育学院院长，峨眉武术文化学院负责人。

体育学重点学科负责人；国家级健身指导员；全国"CSARA"专业评委会副主席；学校"教学能手"。

近年来，各级期刊发表学术论文30余篇；专著、主编教材4部；主持四川省体育教育专业综合改革试点项目、教改课题和科研课题20余项。

获四川省高等教育教学成果奖；中国体育科学学会地域武术主报告；全国体育教育专业基本功大赛获体操亚军，武术第六名，技能团体二等奖；两届四川省体育专业基本功大赛一等奖。

研究方向为体育教育和峨眉武术文化。

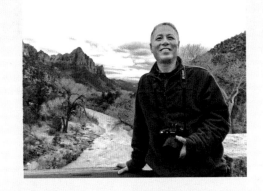

主编　徐武

1957年生，内江师范学院副教授，国家级健身气功社会体育指导员，国家级武术裁判员。

从事导引养生、健身气功、传统武术的教学训练、科研工作40余年，曾获四川省高等教育教学成果奖；多次受邀到新西兰、毛里求斯、贝宁、巴西、韩国、美国等国家和地区进行健身气功和传统武术的教学推广工作，被国家体育总局健身气功管理中心授予"优秀援外教练""全国优秀健身气功社会体育指导员"称号。

总　序

中华武术源远流长，有着悠久的历史和广泛的群众基础，是我国优秀的文化遗产之一。峨眉武术是与少林、武当齐名的中华武术三大流派之一，其历史悠久，内容丰富、广泛，是融文化现象、技击术、健身养生、体育项目和"非遗"传承于一体，受巴蜀文化浸润的本土和外来武术融合嬗变后的地域武术总称。它是宝贵的中华优秀传统文化，具有文化自信视野下的独特价值。

自1999年起，内江师范高等专科学校（2000年更名为内江师范学院）峨眉武术教学、训练、科研等相关工作陆续开始架构和推进。2002年经内江市政府批准，市教育局、市体育局正式揭牌，成立内江师范学院内江市青少年儿童武术训练基地，开创了全省高校体育与地方合作的先例。十年磨一剑，至2009年，"基地"武术竞赛成绩跃升为全省一流水平，武术人才输送创历史最佳，带动了学校体育专业学科建设拓展，武术团队科学研究成果突出，广泛参与各类社会实践活动与地方体育文化建设，成效显著，获四川省教学成果奖。2014年，经四川省委宣传部和省社科联批准，内江师范学院为四川省社会科学普及基地——峨眉武术文化普及基地，是四川省唯一一家武术类文化普及基地。2018年，经中华人民共和国教育部批准，内江师范学院为全国普通高校第一批中华优秀传统文化传承基地——峨眉武术，这也是全国第一个国家级"非遗"武术文化传承基地。至此，通过内江师范学院几代体育人的孜孜追求和砥砺前行，不仅打造了峨眉武术教学科研团队，也构建了从市、省级到国家级较完善的教学、科研、训练、传承框架体系，为促进各项工作的开展搭建了稳步的阶梯和高水平平台。

在内江师范学院峨眉武术二十多年发展进程中，峨眉武术教学科研团队始终秉持"传承、创造、弘扬"的理念，坚守"尊重口述，以籍为鉴；边挖边改，挖改结合；还一个真实峨眉武术"的原则。前期准备阶段，团队针对峨眉武术史、技击术、养生健身、价值功能和延续性调研等方面设计准备了调研提纲、版权授权书、应急预案、成员分工和硬件设备等内容。调研过程中，团队成员各司其职，协调配合，分区域、分项目、分年龄，收集口述史、图片资料、视频资料、练功实物及古籍史料等大量第一手材料。2018年，我们成立了峨眉武术套路、峨眉武术操、峨眉武术养生功法和生理评价等创编小组，专门对积累多年的原始材料进行整理研究和撰写。2019年底，三阶段中的第一阶段工作全部顺利结束，包括搭建了峨眉武术专门人才队伍，取得了峨眉武术文化基础性研究成果，设计了工作方向并制定了挖掘、调研框架，创编了峨眉武术套路（一、二、三）、峨眉武术操（一、二、三）、峨眉武术养生功法（一、二、三）等。2020年下半年，我们将全面启动第二阶段相关工作。

　　《峨眉武术系列丛书》撰写历时数年之久，中间几易其稿，甚至因为诸多原因导致编写出现迟缓、停顿现象，过程之艰辛，唯有自知。所幸，能在2020年陆续推出。因编写组知识结构和能力有限，疏漏和不足之处在所难免，望广大读者、专家学者不吝批评指正。

峨眉武术教学科研团队编写组

2020年4月

序

　　"松筋柔脊十二法"是峨眉武术养生编写组通过大量峨眉武术和具地方特色养生功法的田野调查，秉承全民健身和传承优秀传统文化的宗旨，为社会提供健康咨询而推出的以改善身体疼痛、不适等"亚健康"状态为目的的整套健身方法。

　　20年前，"松筋柔脊十二法"最先用于教学训练热身和康复练习，后纳入内江师范学院体育学院康养专项课程，并推广到社区健身站点、机关单位，还成为寺庙养身功修课程和省市社会体育指导员培训内容之一。

　　"松筋柔脊十二法"在国内广泛推广运用的同时，在国外也进行宣传讲授。作者先后在新西兰、巴西、毛里求斯、贝宁、韩国等国际健身气功推广教学中，将此法作为功前练习。2018年底，作者应美国亚利桑那州立大学孔子学院总部的邀请，为来自各学区和学校的教学主管、校长、学生、中文项目负责人及教学骨干三百余人，进行中国传统文化"松筋柔脊导引术"的体验讲座，受到听众的欢迎与好评。

　　"松筋柔脊十二法"动作简单易学、舒缓自如。它对于改善身体柔度、松解肌纤维粘连、保持脉络畅通、释放精神压力、促进身体健康有明显效果。供不同人群尤其是"亚健康"人群健身练习，也可供社区健身辅导员、学校教师、教练员以及广大健身爱好者用于功前热身练习。练习时，可选择站势或坐势动作练习，也可根据身体状况、需要和喜好，选择单式或组合动作，练习时间和动作次数不限。

在《松筋柔脊十二法》编写过程中，内江师范学院王希尧教授、博士后邓国军教授和林正新教授、内江圣水寺方丈（成都文殊院座元）释智海大和尚均对套路动作名称内涵提出了很好的意见和建议。其中王希尧教授通过亲身实践体验后，在对动作与文化内涵的紧密结合方面提出了具有指导意义的修改意见；四川省武术协会副主席、内江市武术协会主席尤再清教授为田野调查做了大量协调工作和技术把关；四川省名中医、骨科专家孟炼教授从中医角度对康复实践提出了指导性建议，确保了撰写工作的顺利进行。

推出"松筋柔脊十二法"，是为广大群众送健康、送文化的惠民举措，是落实全民健身运动的具体行动。由于知识水平和业务能力以及对传统文化领悟程度的局限性，距离达到编写初衷和专家的意见建议还相差甚远，书中难免有错误与纰漏之处，敬请各位专家、学者、读者不吝赐教！我们将继续努力探索，把祖国传统养生文化发扬光大，服务人民，造福人类。

峨眉武术养生编写组

2020年4月

概　要

　　"松筋柔脊十二法"共四章。第一章为概述，简要概述何谓松筋柔脊，为何松筋柔脊，怎样松筋柔脊以及功法特点和练习注意事项。

　　第二章为松筋柔脊十二法套路介绍，精选十二式有代表性和良好健身效果的动作，组合而成"松筋柔脊十二法"站势和坐势套路动作，并阐述了"松筋柔脊十二法"套路技术结构、动作指南和动作图解（含视频），供爱好者看图练习。

　　第三章为松筋柔脊处方运用，针对性地介绍头颈部、肩肘手部、胸背腰部、髋胯部以及腿膝脚部等部位的专项练习，供不同人群根据需要选择练习（含视频）。

　　第四章为松筋柔脊十二法习练分享，分享了几位练习者的习练体会和感悟。

目 录

第一章　概述

一、何谓松筋柔脊十二法

　　松筋柔脊是通过自身有目的的伸展拉筋运动，配合传统呼吸吐纳、心理调节，从而增强韧带柔度、松解肌肉粘连、促进血脉通畅、缓解身体不适的传统体育健身方法。

　　松筋柔脊十二法是借用古人"远观近择、取象比类、效仿万物、象形取义"认识自然界万事万物的方法，遵循传统文化和中医基本理论、人体解剖生理特征和人体运动的基本规律，结合长期的教学和实践探索，围绕脊柱部位提炼出的健身效果明显、简单易练并具有传统地方特色的成套健身方法。

二、松筋柔脊技术源流

　　（1）松筋柔脊源于祖国的导引术。导引是气功的古称，包含但不限于气功，主要是通过肢体运动配合呼吸吐纳、意念引导达到宣导气血、预防疾病和强身健体的目的。

　　据《庄子·刻意》记载："吹呴呼吸，吐故纳新，熊经鸟申，为寿而已矣；此道引之士，养形之人，彭祖寿考者之所好也。"彭祖是导引的始祖，他极其重视调气引导，认为"气"是生命之本，只有"气息得理"才能"百病不生"，可见，彭祖得以长寿的主要方法是行气引导。

这套功法原载于《云笈七签》卷三十四，共有十式。其主要特征是配合肢体运动的呼吸吐纳之术。

春秋时期《吕氏春秋·古乐》记载："民气郁阏而滞著，筋骨瑟缩不达，故作为舞以宣导之。"此处提到的"舞"即手舞足蹈，通过肢体的舞蹈运动来治疗身体的疾病，其实质是通过伸展拉筋、抻筋拔骨来疏导经络，缓解各种疾症。

《黄帝内经》指出："中央者，其地平以湿，天地所以生万物也众。其民食杂而不劳，故其病多痿厥寒热。其治宜导引按跷，故导引按跷者，亦从中央出也。"唐代王冰对此注释为"导引，谓摇筋骨、动支节""按，谓抑按皮肉；跷，谓捷举手足"，认为导引就是肢体筋骨的锻炼和按摩。晋代李颐把导引注释为"导气令和，引体令柔"，导引就是使气息和顺、肢体柔和。

从湖南长沙马王堆汉墓出土的帛画《导引图》中可以清晰地看出，44幅导引动作是古人通过"取象比类、效仿万物"总结提炼的以屈伸扭转为主的躯干、肢体动作，即"摇筋骨，动支节"的引体动作，其主要功能是通过抻筋拔骨的引体动作来实现松筋柔脊，进而达到气血通畅、缓解疾患的目的，这就是松筋柔脊源于导引术的出处（图1-1）。

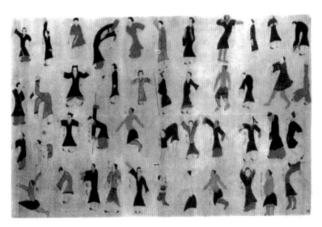

图1-1

（2）松筋柔脊浸润在祖国的传统文化中。它依托中医阴阳学说、五行学说、藏象学说、经络学说等基本理论，通过抻筋拔骨来松解肌体紧张、保持肌体柔度、促进脉络畅通、延缓身体衰老、实现延年益寿之目的。

古语云："痛则不通，通则不痛。"这是人们对躯体疼痛不适的普遍认识。松筋柔脊着重于"松"，一是形体要松，二是精神要松，"松则柔、柔则活、活则通、通则畅"，进而实现四肢百骸、奇经八脉、五脏六腑的阴阳交泰、和谐运转。这是"天人合一"的整体观，更是人们常说的"筋长一寸，寿延十年"的文化内涵所在。

（3）松筋柔脊根植于本土文化土壤之中。它吸收着各方面的养分，其文化理论渊源是多元的，纵观中国百家功法；它是祖国传统文化沉积的产物，有着深邃内涵和丰富的地域文化特征；它独特的风格和功能特点，存在着练功形式和练功方法的"同"与"不同"。然而，它们却有一个共同点，就是"松"，围绕这个"松"形成了千姿百态、风格各异的健身养生方法。

《中国功法百家》摘录的各类功法共一百零五种，以及《四川武术大全》六十八个门派和拳种所涉及的功法，诸如流行于内江本土的武当松溪门的"易筋经""内（外）壮功"、盘破门中的"谷水静""大鹏九式"、僧门"养生功"、生门"增演洗髓易筋经""易筋经108式""峨眉八法"等都是以抻筋拔骨、吐纳导引来实现其练功目的的，主要内容均包了松筋柔脊动作，并在各门派广泛流传和应用。

综上所述，松筋柔脊源于祖国古老传统导引，浸润于祖国传统中医理论思想，根植于本土传统文化土壤，吸收着地域文化养分，它是"形"与"神"的交融，"德"与"艺"的统一，释放着健康的活力。它对于习练者的锻炼和康复具有显著价值。

三、为何要松筋柔脊

人类社会的文明进步促进了社会的飞速发展，随着社会分工的日益复杂，人们的工作量不断增加，长期久坐、姿势改变等不良生活习惯的产生，导致正常生理功能发生改变，引发各种慢性疼痛、身体不适等疾患，这种"亚健康"状态成为人类社会普遍存在的问题（图1-2）。

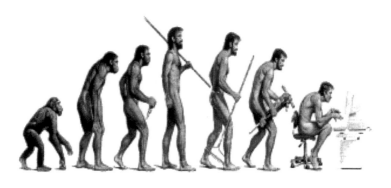

图1-2

中医云："通则不痛，痛则不通。"通过"摇筋骨、动支节"实现疏导郁结、畅通气血，缓解并改善身体不适等症状。因此，练习松筋柔脊有以下几点作用：

①有助于伸展肢体，通利关节，增强肌肉柔度，延缓身体衰老。

②有助于防止肌纤维粘连，缓解肌肉紧张，使身体更加轻松。

③有助于保持脊柱的正常生理曲线，保持脊髓神经的畅通和传导。

④有助于解结揉筋、宣导气血、流畅脉络等。

⑤有助于预防运动损伤，提高对机体的调控能力。

⑥有助于心理调节、放松精神、延年益寿。

四、松筋柔脊的运动特点

松筋柔脊是以肢体伸展拉筋为主要方法的运动形式，目的是实现经络血脉的疏导，达到人体内外和谐运转。其运动特点为：

1. 舒缓自如，连绵不断

动作舒展徐缓、连绵不断，可使关节韧带、肌肉脉络得到充分牵拉舒展，促进气血畅通，有助于感悟心灵与肉体的交流，进入安静和谐的练习状态。

2. 抻筋拔骨，转折圆活

抻筋拔骨是松筋柔脊的技术核心，可较大幅度地牵拉自身各部位的肌肉、肌腱、韧带等组织，结合圆活张弛的动作连接，实现"引体令柔"，舒畅脉络。

3. 循经导引，形神相随

循经导引就是遵循人体脉络走向，通过肢体运动、意识引导、呼吸配合、形神皆备来实现功能价值。如第十式"龙啸天地"的动作内涵就是对任督二脉、带脉以及下肢三阳经和三阴经的疏导。

4. 呼吸自然，神态安详

松筋柔脊十二法始终贯穿自然呼吸的原则，遵循起吸落呼、开吸合呼、吸气延展、呼气扭转的规律；保持不急不躁、心平气和、神态安详、收放自如的运动态势。

五、如何练好松筋柔脊

保持匀速缓慢的躯体运动，通过躯干肢体的屈伸扭转，使相关联的骨骼肌得到充分的伸展收放，令关节得到有目的的运转活动。

具体要求是：

①练习时，力求做到舒缓自如、轻松柔和。

②以自然呼吸为主，尽量做到深细匀长，不憋气、不大喘气。

③肌肉关节活动应符合人体生理解剖结构，不强行扭转、屈伸关节，避免运动损伤。

④通过肢体运动表达动作内涵，做到心领神会、形神皆备、动静相间，实现心灵与肉体的交流，逐渐唤醒退化的筋肉功能。

⑤可以选择整套动作练习，也可根据自身需要和特点拆分套路动作或选择处方运用动作练习。动作次数不限。

⑥保持持之以恒的良好心态，按照循序渐进的原则练习此功法。

六、练习松筋柔脊的注意事项

①选择地势平坦、空气清新的环境练习。

②穿着适宜、透气性好的运动服装练习。

③运动前不宜过饱、运动后适当补水并注意休息，如出汗较多，即刻用干毛巾擦拭，不要伤风受凉。

④行动不便、肢体有缺陷的特殊人群要在指导员的指导下练习。

⑤凡是伤病期间，尤其是炎症、伤患等病变期禁止练习。

⑥有严重心脑血管、心脏病、癫痫等疾病的人群请勿练习。

⑦妇女孕期禁止练习。

第二章 松筋柔脊十二法套路介绍

一、松筋柔脊十二法套路构成

松筋柔脊十二法套路由三个部分构成：

第一部分借用"两仪、四象"的中国古代哲学"发展"观，取象"猿猱、麒麟"的生活特征，选编了四相通关、麒麟松肩、无极捭阖、猿猱通臂、雏鹰展翅五个动作，构成了以头颈、肩臂为主体的功能练习。缓解肌肉粘连、气血不畅、关节活动受限现象，使斜方肌、肩胛提肌、背阔肌、三角肌等肩颈部肌肉关节得到牵拉锻炼，增强肩关节的灵活性，预防缓解头、颈、肩部的疼痛及不适症状。

第二部分借用盘古的故事和凤鸟的特性选编了盘古脱壳、凤凰涅槃、仙鹤理羽三个动作，构成了脊柱的纵向、侧向拉伸练习和肩臂的伸展练习。通过脊柱的抻拉、旋转、侧屈等运动预防脊柱侧弯，增强脊柱的侧位柔度，锻炼腹内外斜肌、腰方肌、腰大肌、骶棘肌等腰腹部肌肉韧性，增强脊柱关节活动幅度，有一定柔脊和疏肝理气的作用。

第三部分借用我国传统神话中"龙"的传说和描述以及"猴子捞月"的典故，选编了临泉探月、象王顾盼、龙啸天地、俯仰乾坤四个象形动作。通过脊柱的扭转屈伸练习，使脊柱生理曲线得到巩固和加强，腰背肌肉得到强化锻炼，促进任督二脉的畅通，缓解腰腿不适和疼痛，增强下肢腿部力量。

二、松筋柔脊十二法（站势）动作图解

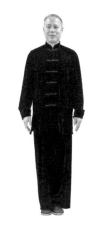

预备势

两脚并拢，身体中正，两手下垂；呼吸自然，目视前方，下颌回收，形松貌恭，周身融融。（图2-1）

图2-1

起势

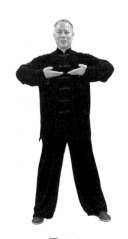

动作一：两脚开步与肩同宽；两手旋腕上托于胸前，掌心向上，指尖相对。（图2-2）

图2-2

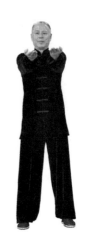

图2-3

动作二：上动不停。
两手向前穿出，指尖向
前。（图2-3）

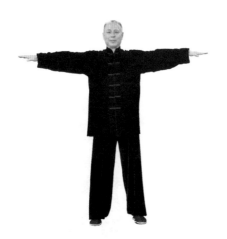

图2-4

动作三：两臂内
旋外展，掌心向下。
（图2-4）

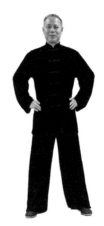

动作四：两手下落叉腰。（图2-5）

图2-5

1. 动作要求

上托时，虚腋旋臂；前穿时，手指远伸；外展时，内旋外撑；叉腰时，领头沉肩。

2. 主要作用

调形调息，安神静心，融入体态端庄、自然安详的练习状态。

第一式　四相通关

　　人体的肩颈部位是经络交汇要塞，是气血上行达于头部的必经之所。好像关隘，畅通则康健，阻滞则出现不适或疾患。

　　四相通关式即通过头部上下左右的全方位运动，缓解颈部各关节、肌肉的痉挛、粘连、活动受限现象，使之保持开放灵活，以达到活跃全身气血之目的。

1. 动作指南

　　动作一：头向左转昂首（图2-6）；头向右转昂首。（图2-7）

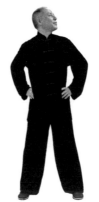
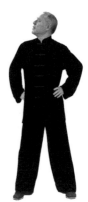

图2-6　　　　　　　　　图2-7

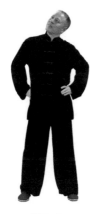
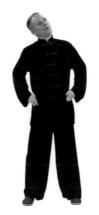

动作二：头向左侧屈，转头（图2-8）；头向右侧屈，转头。（图2-9）

图2-8　　　　　图2-9

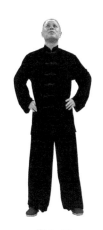
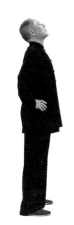

动作三：下颌向前、向下、向后、向上划立圆2次（图2-10、图2-10附图）。

图2-10　　　　　　　　　图2-10附图

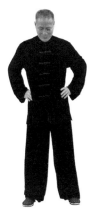
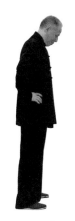

然后再反方向划立圆2次。（图2-11、图2-11附图）

图2-11　　　　　　　　　图2-11附图

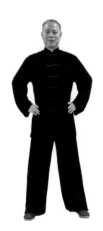

动作四：转正还原。
（图2-12）

图2-12

2. 动作要求

①转头时，百会上领，下颌回收，颈椎自上而下节节转动，抬头时下颌上翘；侧屈时，颈部肌肉自然放松，侧屈后稍停顿再转头，转头时百会向侧上方引领，回旋还原。

②下颌划立圆动作要轻松自如，下颌回收上提时，用百会向上引领颈椎。

③躯干姿势保持中正，动作柔和、呼吸自然。

3. 主要作用

①通过头颈部的屈伸旋转，对颈椎小关节有理筋整骨、通经活血的作用。

②增强头颈部关节肌肉的灵活性和柔韧性，对头颈部不适有一定缓解和康复作用。

第二式　麒麟松肩

麒麟是中国古代传说中的吉祥兽，主太平、长寿、送子、驱邪。人的两肩和颈部容易酸痛、僵化，肩关节宜松不宜紧，通过肩关节的旋转，使气血流畅，令关节灵活，缓解疼痛，故本式名为"麒麟松肩"。

1. 动作指南

动作一：双手自然下落于大腿两侧。（图2-13）

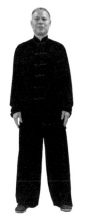

图2-13

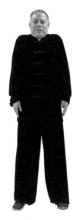

图2-14

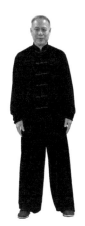

图2-15

动作二：提肩前旋下落还原，共做3次。（图2-14、图2-15）

动作三：提肩后旋下落还原，动作同前，唯向后旋肩3次。

2. 动作要求

①身体中正，两肩松沉，肩旋立圆。

②动作配合呼吸，起吸落呼。

3. 主要作用

①缓解肩部、颈部肌肉的粘连，畅通肩颈、背部经络，增强肩关节的灵活性。

②对颈部、肩部、背部的疼痛和不适有一定的缓解和康复保健作用。

第三式 无极捭阖

《易经》云："无极生太极，太极生两仪，两仪生四象，四象生八卦。"这是我国古代哲学的发展观。用太极描述人体气血存在，让两臂带动两肩胛做开合运动，刺激上背部的夹脊，以提升阳气，激活督脉两旁的膏肓穴。所以，这一式名为"无极捭阖"。

1. 动作指南

动作一：两臂侧起外开成平举，掌心向上。（图2-16）

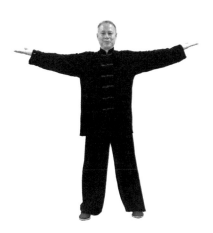

图2-16

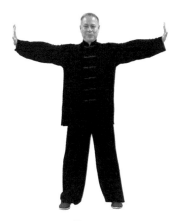

图2-17

动作二：旋腕转掌成立掌，指尖向上。（图2-17）

动作三：上动不停。做肩胛开、合，共做3次。

2. 动作要求

内收时，两肩胛尽量闭合；外展时，推动手臂坐腕翘指，掌根外撑，同时十指抻开。

3. 主要作用

①旋腕立掌和十指抻开可刺激手三阴经和手三阳经，肩胛开合可疏导夹脊和刺激膏肓穴，促进肩背和手臂脉络畅通，令血液循环。

②手腕及肩臂肌群得到充分激活，增强了肩带关节的灵活性。

第四式 猿猱通臂

猿猱泛指猿猴。蜀山中最善攀援的猴类。唐朝李白《蜀道难》诗："黄鹤之飞尚不得过，猿猱欲度愁攀援。"该式动作取形于通臂猿猴生活攀援习性，通过猿臂的放长击远、灵活多变的技巧来锻炼肩臂的协调性、灵活性，促进肩背部血液循环。

1. 动作指南

动作一：接上式。两掌放平，掌心向下，双臂以肩带臂同时起落，共做3次。（图2-18）

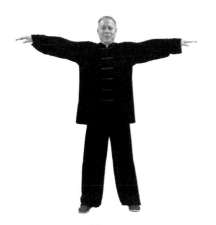

图2-18

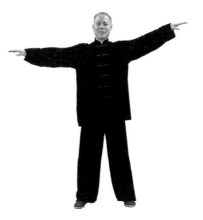

图2-19

动作二：接上动。两手依次起落做通臂动作，左右起落为一次，共做3次。（图2-19）

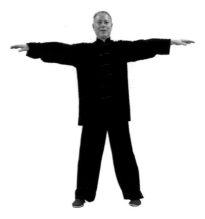

动作三：两手还原成侧平举。（图2-20）

图2-20

2. 动作要求

头正颈直，中正安舒；肩臂放松，节节传递；柔和缓慢，行云流水；气沉丹田，呼吸自然。

3. 主要作用

①通臂动作可使手三阴经、手三阳经循行更加通畅，缓解颈部、肩部的疼痛不适感，促进肩背部和手臂的血液循环。

②增强肩、肘、手腕关节的灵活性。

第五式 雏鹰展翅

雏鹰指幼鸟。幼鹰展开翅膀欲飞翔，比喻青年人开始独立生活、工作。该式动作表达一种对美好生活的期待和向往，取其意通过背部的含展、头部的俯仰、肩臂的屈伸旋转，使气血畅通、功能得到锻炼、情感得到释放、身心得到愉悦。

1. 动作指南

动作一：接上式。两臂内旋前摆至胸前，手背相对，掌心向外，埋头含胸，目视下方。（图2-21、图2-21附图）

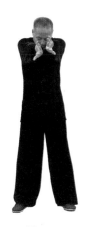

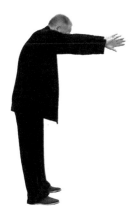

图2-21

图2-21附图

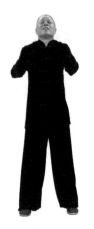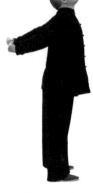

图2-22　　　　　　图2-22附图

动作二：抬头直立，两手握拳外旋屈臂，经腋下内旋向后伸出，同时抬头。（图2-22、图2-22附图）

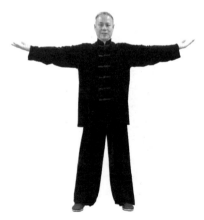

图2-23

动作三：上动不停。两臂外开前摆至体侧平举，拳心向后，头转正，两臂依次旋肩、松肩、旋臂、松腕、松指，掌心向上（图2-23）。以上动作共做3次。

动作四：两臂内旋，两手下落还原体侧。（图2-24）

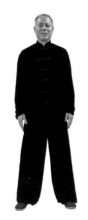

图2-24

2. 动作要求

①手臂前摆时，含胸拔背，手指伸向远端。

②手臂握拳旋腕向后伸展时，抬头挺胸。

③手臂由后向前划弧成侧平举时，尽量旋肩抬平。

④旋臂动作依次旋肩、松肩、旋肘、松肘、旋腕、松腕、松指。

3. 主要作用

①促进肩背和手臂的气血畅通，增强肩关节灵活性。

②对肩周炎患者和肩背不适者有一定康复疗效。

③通过胸背部的含展，拉伸胸背肌肉，挤压扩展胸廓，对脏器有一定按摩作用。

第六式　盘古脱壳

中国古代神话传说，天地之初混沌如鸡蛋，盘古生其中。万八千岁，于是盘古突破蛋壳，开天辟地，阳清上升为天，阴浊下沉为地。盘古顶天立地，日长一丈，天地也随之升高一丈。又经万八千年，盘古左眼化为太阳，右眼化为月亮，肌肤化为田土，皮毛化为草木，气息为风云，声音为雷霆。这里借用盘古的故事，描述练功姿势，掌握动作要点，领会其精神内涵，帮助我们更好地强身健体。

1. 动作指南

动作一：两手侧起与肩同高，掌心向后（图2-25）；动作不停，旋臂前摆与肩同宽，掌心向下，指尖向前。（图2-26）

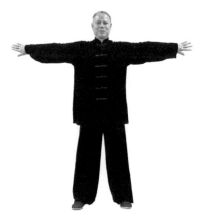

图2-25

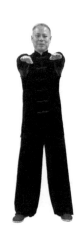

图2-26

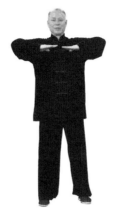
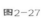
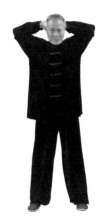

动作二：两臂屈肘收于胸前（图2-27），经耳侧脑后十指交叉。（图2-28）

图2-27　　　　　　　　图2-28

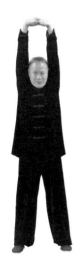
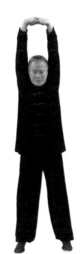

动作三：翻掌上托擎天（图2-29），提踵上撑。（图2-30）

图2-29　　　　图2-30

动作四：两掌内旋，掌心回照百会，屈膝下引于腹前（图2-31），两手还原体侧（图2-32）。以上动作共做2次。

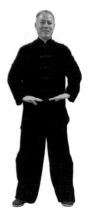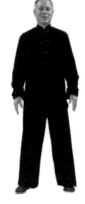

图2-31　　　　　　　　图2-32

2. 动作要求

①两掌向上擎天时，手臂尽量伸直向上，同时做收腹敛臀动作并稍作停顿。

②下落时松膝、松髋、松肩、松肘、松腕、松指，同时领头呼气。

3. 主要作用

①提拉脊柱、背阔肌、肩臂部肌肉、韧带，防止粘连，促进血液循环。

②缓解肩周炎、腰背部不适，对脊柱的矫正有一定作用。

③增强肩部的柔韧性、灵活性，增强腿部肌肉力量。

第七式　凤凰涅槃

凤凰涅槃源于一个传说。相传有一对神鸟名叫凤凰，满五百年以后，就会集香木自焚，经过烈火的燃烧和痛苦的考验涅槃重生，从此鲜美异常，有更强的生命力，其羽更丰，其音更清，其神更髓，周而复始便获得了永生。此典故寓意不畏痛苦、义无反顾、不断追求并提升自我的顽强精神。

该式动作取其意，通过手伸阴阳采集天地之灵气，舒展肩臂关节肌肉；通过脊柱侧屈、挤压，拉伸腰脊两侧肌肉、韧带，按摩脏腑，疏肝理气，燃烧脂肪，使躯体更加舒展挺拔。

1. 动作指南

动作一：左手上举，掌心向右，指尖朝天，右手下落，指尖朝地（图2-33）；身体向右侧屈，目视左指尖。（图2-34）

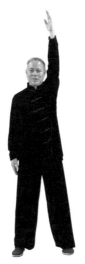

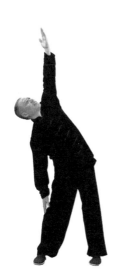

图2-33　　　　　图2-34

动作二：左手内
旋，掌心向外，同时
向右侧摆压；头向右
转，目视右下方，动
作稍停（图2-35）。

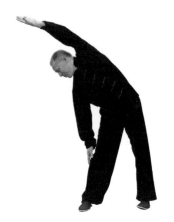

图2-35

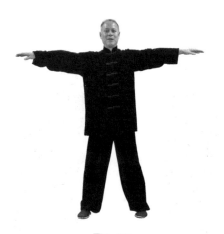

图2-36

上体直立，两手成侧
平举，掌心向下。
（图2-36）

动作三：同动作一。

动作四：同动作二，唯方向相反。

以上动作左、右各做一次为一遍，共做2遍，然后还原体侧。（图2-37）

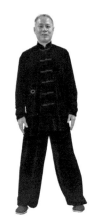

图2-37

2. 动作要求

①手臂上下穿掌时尽力撑开，意为通天地。

②体侧屈时，头带动颈椎缓慢转动；手臂向对侧摆压时，手臂远伸，髋关节不要摆动。

3. 主要作用

①牵拉腰背、腰腹、腰侧和脊柱肌群，增强腰背部柔韧性和肌肉力量，可预防脊柱侧弯。

②激发脏腑器官活性，疏肝理气。

第八式　仙鹤理羽

"鹤"象征吉祥长寿，洁白一身，显白鹤纯真之雅，也代表着吉祥如意。在道教中，鹤是长寿的象征，因此有仙鹤的说法。该式动作取形于仙鹤梳理羽毛的生活习性，通过腰脊的扭转屈伸运动，起到伸拉柔脊的作用。

1. 动作指南

动作一：身体左转；两手经体前由右向左划弧（图2-38），左手收于腰间，右手摆于左腰前。（图2-39、图2-39附图）

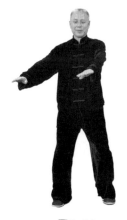

图2-38

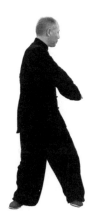

图2-39

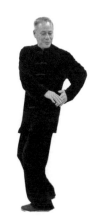

图2-39附图

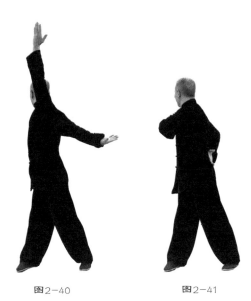

图2-40　　　　　　图2-41

动作二：身体右转，左手经左耳后上穿，掌心朝后；右手随转体向下穿出，掌心朝上；两腿直立，目视右后方。（图2-40）

动作三：左手下落于右肩前，右手屈肘贴于后腰部。（图2-41）

动作四：上体前俯，左手向地面伸直，右手向后上方同时穿出。（图2-42、图2-42附图）

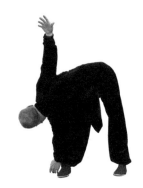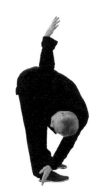

图2-42　　　　　　图2-42附图

动作五：上动不停。左手向上、右手向下抡臂翻身直立，两手成侧平举。（图2-43）

动作六：两臂下落还原体侧。（图2-44）

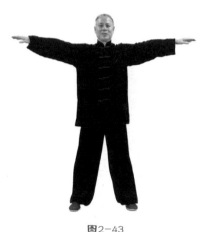 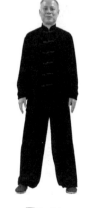

图2-43　　　　　　　　　　图2-44

右式与左式相同，动作相反。以上动作，左右各做2遍。

2. 动作要点

①转体上穿时，脊柱和手臂充分伸直，脚趾抓地，头部平转，身体中正。

②俯身撩掌时，下穿手臂贴近腿后外侧，另一只手向后远伸。

③上体抬起时，手臂带腰尽量向远端牵引、抡臂。

3. 主要作用

①脊柱各关节得到合理扭转伸拉，增强脊柱关节的灵活性和柔韧性，缓解椎体之间的挤压。

②使脊柱小肌肉群以及腰方肌、腹内外斜肌、背肌等肌群得到伸展牵拉，利于舒筋活血，预防粘连，对缓解腰背疼痛有一定作用。

③对经络、气血有一定宣导作用。

第九式　临泉探月

取意"猴子捞月"。夜晚的猴子来到泉边，看见水中的月亮，再回头望望天空，作好奇状。该式动作取形于灵猴探月的形态，通过头部的拧转，带动脊柱在俯身的状态下扭转，使脊柱得到充分锻炼。

1. 动作指南

动作一：左脚微开步，两掌体前重叠上举，掌心朝前（图2-45）。上动不停，屈膝半蹲，两手分掌下落，扶按于两膝。（图2-46）

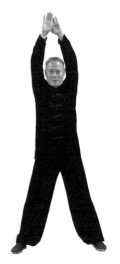

图2-45

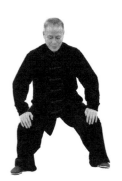

图2-46

动作二：上体前俯，左肩前探下压，左手臂内旋转指尖向内，向右转体，右转头望月。（图2-47、图2-47附图）

动作三：脊柱回旋，右肩前探下压，右手臂内旋转指尖向内，向左转体，左转头望月（图2-48、图2-48附图）。动作二和动作三左右各做2次。

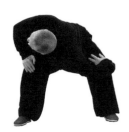

图2-47

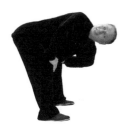

图2-47附图

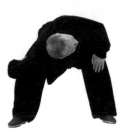

图2-48

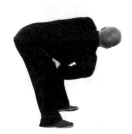

图2-48附图

动作四：抬头，上体直立，左脚收回与肩同宽；两手侧起上抱经体前下落，还原体侧。（图2-49、图2-50）

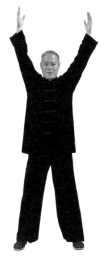
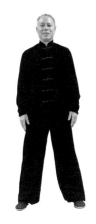

图2-49　　　　　　　图2-50

2. 动作要求

①压肩、转体、转头时，松肩肘外展，百会前顶，尾闾后引，利于脊柱舒展拉伸。

②手臂内旋时，手掌揉按膝盖。

③两膝不动，保持与地面垂直。

3. 主要作用

①扭转脊柱预防粘连，增强脊柱关节的灵活性。

②拉伸肩部、胸背部、腰腹部等肌群，增强腰背部肌肉力量。

③对缓解胸部、肩部、腰部疼痛等不适和膝盖的按摩有一定作用。

第十式　象王顾盼

象王，象中之王。古籍中说："如恒河水，三兽俱渡，兔、马、香象。兔不至底，浮水而过；马或至底，或不至底；象则尽底。"大象一步一个脚印地行走，实为脚踏实地的榜样。在这里我们借用象王的进退顾盼特征，取其象形锻炼脊柱、躯干的柔韧性，灵活性，增强腰背肌肉力量，促进血脉流畅。

1. 动作指南

动作一：两手外旋体侧划弧扶于两膝，同时屈膝团身。（图2-51、图2-51附图）

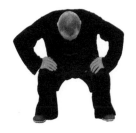

图2-51

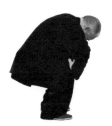

图2-51附图

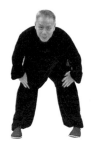
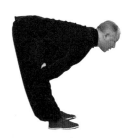

图2-52　　　　图2-52附图

动作二：挺膝前探抬头，目视前方。（图2-52、图2-52附图）

动作三：头向左后转，同时，臀向左前摆动；目视左后方。（图2-53）

动作四：头向右后转，同时，臀向右前摆动；目视右后方。（图2-54）

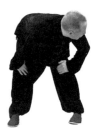
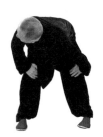

图2-53　　　　　　图2-54

动作五：接上动。身体回正，下潜；双手攀足，抬头。（图2-55）

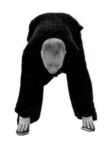

图2-55

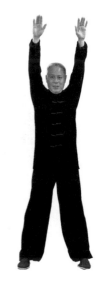

动作六：前探起身，两手上举。（图2-56）

图2-56

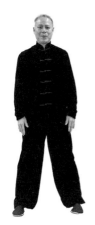

动作七：两臂下引还原体侧。（图2-57）

以上动作重复一次，共做2次。

图2-57

2. 动作要求

①腰部动作节节蠕动，前探起身以股骨头为轴运动。

②手臂前伸时，两脚抓地，挺膝，头部前顶，臀部后引，形成手臂、脊柱、臀部的对拉牵引。

3. 主要作用

①增强脊柱各关节的灵活性和腰腹肌肉力量。

②对任、督二脉和五脏六腑有一定疏导功能。

第十一式　龙啸天地

　　龙是中国神话中的一种善变化、能兴云雨、利万物的神异动物。传说能隐能显，春风时登天，秋风时潜渊，变幻万千，无所不能。它象征着自由、欢腾和完美。

　　本式动作借用翔龙在天地之间飞舞、长啸的形态，通过背伸扭转练习腰部，达到增强肌力、通经活络之目的。

1. 动作指南

　　动作一：下蹲捧掌（图2-58），上托于胸前，指尖相对。（图2-59）

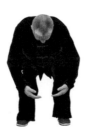

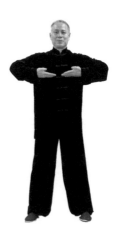

图2-58　　　　　　　　　　　图2-59

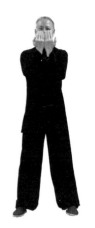

动作二：两肘下落转掌于胸前立掌，指尖向上，掌心向后，两手并拢。（图2-60）

图2-60

动作三：两手上穿，经头顶转指尖向下贴于肩背部。（图2-61、图2-61附图）

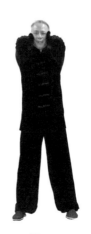

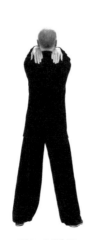

图2-61　　　　　　图2-61附图

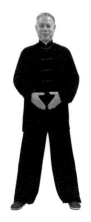

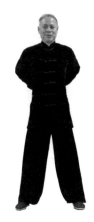

动作四：两手向前下摩运至肚脐。（图2-62）

动作五：摩运带脉，扶于后腰。（图2-63）

图2-62　　　　　图2-63

动作六：引腰前推。
（图2-64、图2-64附图）

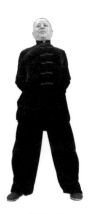

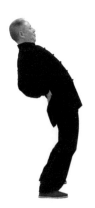

图2-64　　　　　图2-64附图

动作七：左顾（图2-65、图2-65附图）；右盼。（图2-66、图2-66附图）

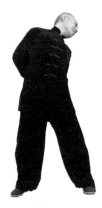

图2-65

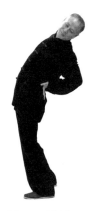

图2-65附图

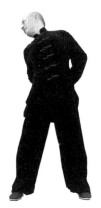

图2-66

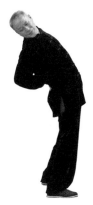

图2-66附图

动作八：身体回正，双手向下沿下肢后侧摩运至足前（图2-67），转掌沿下肢内侧向上摩运至腹前（图2-68），沿带脉摩运至腰部（图2-69），两手下落还原体侧。（图2-70）

此式动作共做2次。

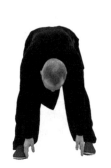

图2-67

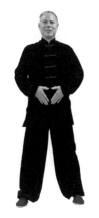

图2-68

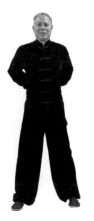

图2-69

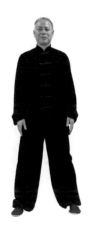

图2-70

2. 动作要求

①引腰前推时下颌内收，目视前方。

②转腰时，头先转再带动腰转动，目视远方。

③向下摩运时，以股骨头为轴直腰向下摩运；起身摩运时，拱背提腰，脊柱节节伸起。

④整个动作要求连贯自如。

3. 主要作用

①增强腰背部、胸腹部、臀部、腿部肌肉力量，增强柔韧性和脊柱各关节灵活性，预防粘连，缓解躯干不适。

②有助于任督二脉的疏导，利于腿部三阳经、三阴经和奇经八脉的畅行。

③对提高平衡能力有一定帮助。

第十二式　俯仰乾坤

　　乾是天，坤是地，俯仰乾坤即俯仰于天地之间，集混元浩荡之气于一体，天、地、人三才合一，融入自然。我们说的练功，即练精气神，解放精神，开阔胸襟，神驰九天，达到高远境界。

　　俯仰乾坤即通过人体躯干"三节"即梢节、中节、根节的蠕动，增强脊柱、关节的灵活性，增强腰腹肌肉力量，使全身得到锻炼。

1. 动作指南

　　动作一：两臂侧起前摆（图2-71），屈膝展髋，手臂后摆。（图2-72、图2-72附图）

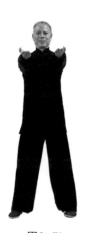

图2-71

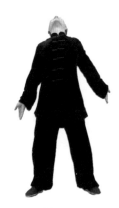

图2-72

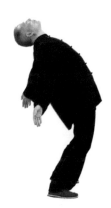

图2-72附图

动作二：直立挺胸，手臂上举。（图2-73）

以上动作共做2次。

动作三：两手内旋下引至体侧。（图2-74）

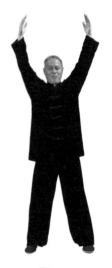 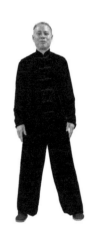

图2-73　　　　　　　　　　图2-74

2. 动作要求

①躯干做蛇形涌动。

②手臂活动幅度大，以肩为轴，立抡成圆。

3. 主要作用

①有助于全身关节、肌肉、经络舒展拉伸，促进脉络畅通和血液循环。

②有一定放松醒脑的作用。

收势

动作一：两手上抱下引，气息归元，共做一次（图2-75），两手下引还原体侧。（图2-76）

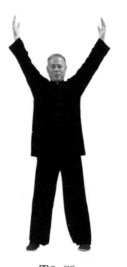

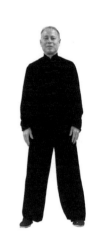

图2-75　　　　　　图2-76

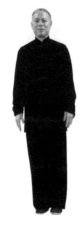

图2-77

动作二：重心右移，左脚并步。（图2-77）

1. 动作要求

中正安舒，心静体松，呼吸自然，形松貌恭。

2. 主要作用

静心安神，身心愉悦。

三、松筋柔脊十二法（坐势）动作图解

针对办公室人群和站立不便人群的特点，可采用坐姿练习松筋柔脊十二法，现介绍如下：

预备势

身体端坐，两脚开立与肩同宽；两手放于双腿之上；呼吸自然，目视前方，下颌回收，形松貌恭，周身融融。（图2-78）

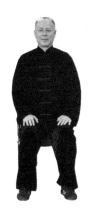

图2-78

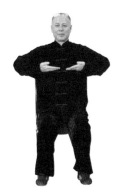

图2-79

起势

动作一：两手旋腕上托于胸前，掌心向上，指尖相对。（图2-79）

动作二：上动不停。
两手向前穿出，指尖向
前。（图2-80）

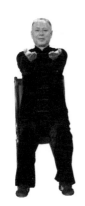

图2-80

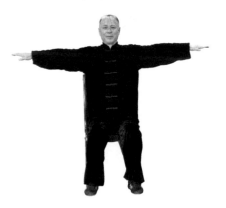

图2-81

动作三：手臂内旋外
展至体侧平举，掌心向
下。（图2-81）

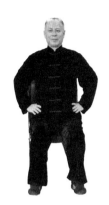

动作四：两手下落
叉腰。（图2-82）

图2-82

1. 动作要求

上托时，虚腋旋臂；前穿时，手指远伸；外展时，内旋外撑；叉腰时，领头沉肩。

2. 主要作用

调形调息，安神静心，融入体态端庄，自然安详的练功状态。

第一式　四相通关

1. 动作指南

动作一：头向左转昂首。（图2-83、图2-84）

动作二：头向右转昂首。（同动作一，方向相反）

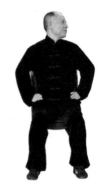

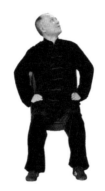

图2-83　　　　　　　　图2-84

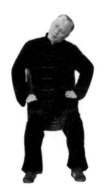

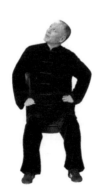

图2-85　　　　图2-86

动作三：头向左侧屈右转头。（图2-85、图2-86）

动作四：头向右侧屈左转头。（同动作三，方向相反）

动作五：头转正，目视前方（图2-87）。上动不停，下颌向前、向下、向后、向上做顺时针划圈（图2-88~图2-90）。共做2次。

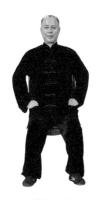

图2-87

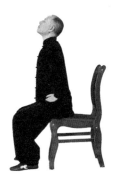

图2-88

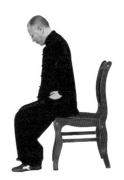

图2-89

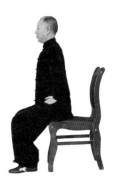

图2-90

动作六：下颌向后、向下、向前、向上做逆时针划圈（图2-91～图2-93）。共做2次。

动作七：转正还原。

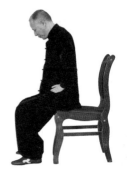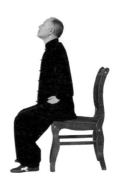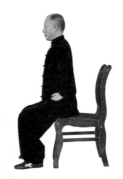

图2-91   图2-92   图2-93

2. 动作要求

①转头时，百会上领，下颌回收，颈椎自上而下节节转动，抬头时下颌上翘。侧屈时，颈部肌肉自然放松，侧屈后稍停顿再转头，转头时百会向侧上方引领，回旋还原。

②下颌划圈动作要轻松自如。下颌回收上提时，注意百会向上引领颈椎。

③躯干姿势保持中正，动作轻松柔和，呼吸自然。

3. 主要作用

①通过头颈部的屈伸旋转，对颈椎小关节有理筋整骨、通经活血的作用。

②增强头颈部关节肌肉的灵活性和柔韧性，对头颈部不适有一定缓解和康复作用。

第二式　麒麟松肩

1. 动作指南

动作一：双手自然下落于大腿外侧。（图2-94）

动作二：提肩（图2-95），前旋下落（图2-96），还原（图2-97）。向前旋肩共做3次。

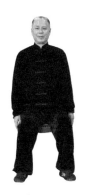

图2-94

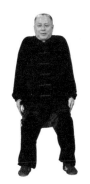

图2-95

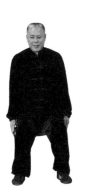

图2-96

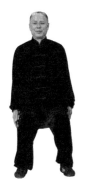

图2-97

动作三：提肩（图2-98），后旋下落（图2-99），还原（图2-100）。向后旋肩共做3次。

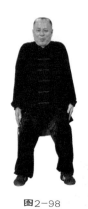 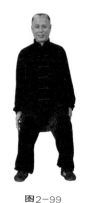 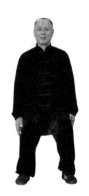

图2-98　　　　　　　　图2-99　　　　　　　　图2-100

2. 动作要求

①身体中正，两肩松沉，肩旋立圆。

②动作配合呼吸，起吸落呼。

3. 主要作用

①缓解肩部、颈部肌肉的粘连，畅通肩、颈、背部经络，增强肩关节的灵活性。

②对颈部、肩部、背部的疼痛和不适有一定的缓解和康复保健作用。

第三式　无极捭阖

1. 动作指南

动作一：两臂侧起外开成平举，掌心向下。（图2-101）

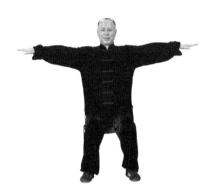

图2-101

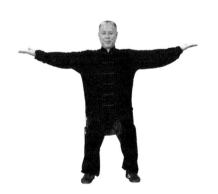

图2-102

动作二：两臂外旋转掌心向上。（图2-102）

动作三：旋腕转掌成
立掌，指尖向上，做肩胛
开合（图2-103）。共做
3次。

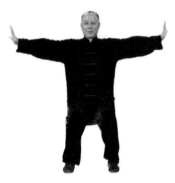

图2-103

2. 动作要求

肩胛内收时，两肩胛尽量闭合。肩胛外展时，推动手臂坐腕翘指，掌根外撑，同时十指抻开。

3. 主要作用

①旋腕立掌和十指抻开可使手三阴经和手三阳经得到进一步激活，肩胛开合可疏导夹脊和刺激膏肓穴，促进肩背和手臂脉络畅通，血液循环。

②手腕及肩臂肌群得到锻炼，增强肩带关节的灵活性。

第四式　猿猱通臂

1. 动作指南

动作一：接上式。两掌放平，掌心向下，双臂以肩带臂同时起落，共做3次。（图2-104、图2-105）

动作二：接上动。两手依次起落做通臂动作（图2-106、图2-107）。左右起落为一次，共做3次。

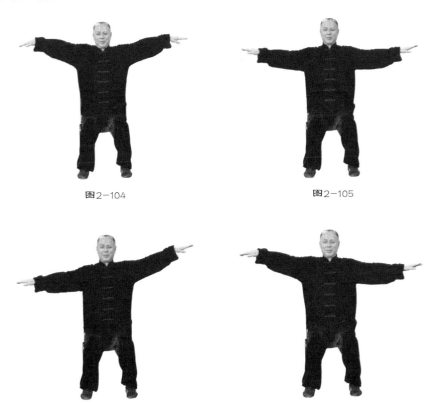

图2-104

图2-105

图2-106

图2-107

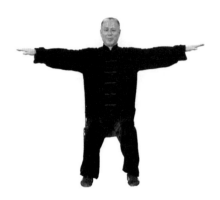

动作三：还原成侧平
举。（图2-108）

图2-108

2. 动作要求

头正颈直，中正安舒；肩臂放松，节节传递；柔和缓慢，行云流
水；气沉丹田，呼吸自然。

3. 主要作用

①通臂动作可促进手三阴经、手三阳经更加通畅，缓解颈部、肩部
的疼痛不适，促进肩背部和手臂血液循环。
②增强肩、肘、手腕关节的灵活性。

第五式　雏鹰展翅

1. 动作指南

动作一：接上式。
两臂内旋，前摆至胸
前，手背相对，掌心向
外，埋头含胸；目视下
方。（图2-109）

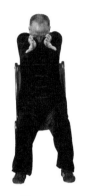

图2-109

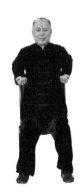

图2-110

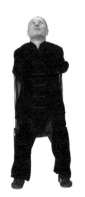

图2-111

动作二：抬头直立；
握拳外旋，屈臂回收于腋
下，拳心向上；目视前
方。（图2-110）

动作三：两手旋腕向背
后伸出；同时抬头挺胸，目
视上方。（图2-111）

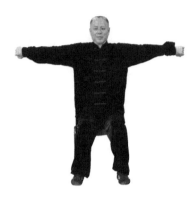

动作四：两臂由后向前摆成侧平举，拳心向上；目视前方。（图2-112）

图2-112

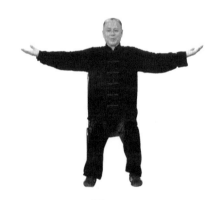

图2-113

动作五：两肩同时向后旋臂、松肩、松肘、松腕、松指，变掌心向上成侧平举。（图2-113）

以上动作共做3次。

动作六：第三次结束动作后，两手内旋下落，还原体侧。（图2-114）

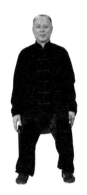

图2-114

2. 动作要求

①手臂前摆时，含胸拔背，手指伸向远端。

②手臂握拳旋腕后伸展时，抬头挺胸。

③手臂由后向前划弧成侧平举时，尽量抬平旋肩。

④旋臂动作依次旋肩、松肩、旋肘、松肘、旋腕、松腕、松指。

3. 主要作用

①促进肩背部和手臂部气血畅通，增强肩关节灵活性。

②对肩周炎患者和肩背不适者有一定康复疗效。

③通过胸背部的含展，使胸背肌肉得到拉伸锻炼，胸廓的挤压扩展对脏器有一定按摩作用。

第六式　盘古脱壳

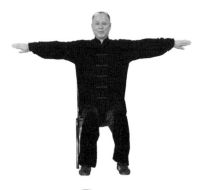

1. 动作指南

动作一：两手侧起与肩同高，掌心向后（图2-115）。

图2-115

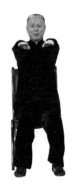

图2-116

上动不停，两臂前摆与肩同宽，掌心向下，指尖向前。（图2-116）

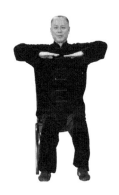
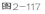
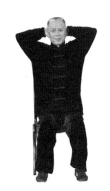

图2-117 图2-118

动作二：两臂屈肘收于胸前（图2-117），经耳侧脑后十指交叉。（图2-118）

动作三：翻掌上托擎天。（图2-119）

动作四：两掌内旋，掌心回照百会。（图2-120）

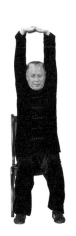
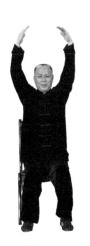

图2-119 图2-120

动作五：两臂屈肘下引于腹前。（图2-121）

动作六：两手还原体侧。（图2-122）

以上动作共做2次。

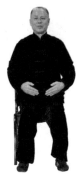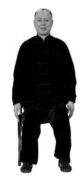

图2-121　　　　　图2-122

2. 动作要求

①两掌上托擎天时，手臂尽量伸直向上，并稍停顿。

②下落时松肩、松肘、松腕、松指，同时领头呼气。

3.主要作用

①提拉脊柱、背阔肌、肩臂部肌肉、韧带，防止粘连，促进血液循环。

②对肩周炎、腰背痛的缓解和对脊柱的矫正有一定作用。

③增强肩部的柔韧性、灵活性，增强腿部肌肉力量。

第七式 凤凰涅槃

1. 动作指南

动作一：左手上举，掌心向右，指尖朝天，右手下落，指尖朝地（图2-123）；身体侧屈，目视左指尖。（图2-124）

动作二：左手内旋，掌心向外，同时向右侧摆压；头向右转，目视右下方（图2-125）。上体直立，两手成侧平举。（图2-126）

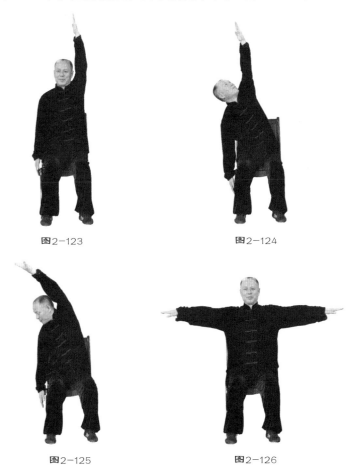

图2-123

图2-124

图2-125

图2-126

动作三：同动作一。

动作四：同动作二，唯方向相反。

以上动作左、右各做一次为一遍，共做2遍。

动作五：两手下落还原体侧。（图2-127）

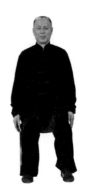

图2-127

2. 动作要求

①手臂上下穿掌时尽力撑开，通天地。

②体侧屈时，头带动颈椎缓慢转动。手臂向对侧摆压时，手臂远伸，髋关节不转动。

3. 主要作用

①牵拉腰背、腰腹、腰侧和脊柱肌群，增强腰背部柔韧性和肌肉力量，有防止脊柱侧弯的功效。

②激发脏腑器官活性，有疏肝理气的功效。

第八式　仙鹤理羽

1. 动作指南

动作一：身体微左转；两手由右向左划弧（图2-128），左手收于左腰间，右手摆于左腰前。（图2-129）

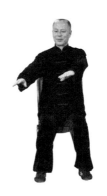

图2-128

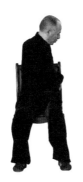

图2-129

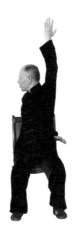

图2-130

动作二：身体右转；左手经左耳后上穿，掌心朝后；右手随转体向下穿出，掌心朝上；顶头立腰，目视右后方。（图2-130）

动作三：左手下落于右肩前，右手屈肘贴于后腰部。（图2-131）

动作四：上体前俯；左手向地面伸直、右手向后上方同时穿出。（图2-132）

动作五：左手上举、右手下落抡臂转身，两手成侧平举；身体转正。（图2-133、图2-134）

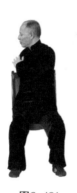

图2-131

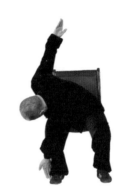

图2-132

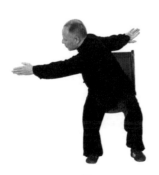

图2-133

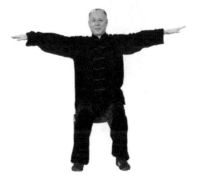

图2-134

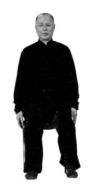

动作六：两臂下落还原体侧。（图2-135）

右式与左式相同，动作相反。

以上动作，左式、右式为一遍，共做2遍。

图2-135

2. 动作要点

①转体上穿时，脊柱和手臂充分伸直，脚趾抓地，头部平转，身体中正。

②俯身撩掌时，下穿手臂贴近腿后外侧，另一只手向后远伸。

③上体抬起时，手臂带腰尽量向远端牵引、抡臂。

3. 主要作用

①脊柱各关节得到合理扭转拉伸，增强脊柱关节的灵活性和柔韧性，缓解椎体之间的挤压。

②使脊柱小肌肉群以及腰方肌、腹内外斜肌、背肌等肌群得到伸展牵拉，利于舒筋活血，预防粘连，对缓解腰背疼痛有一定作用。

③对经络、气血有一定疏导作用。

第九式 临泉探月

1. 动作指南

动作一：接上动。两手体前交叉；低头含胸。（图2-136）

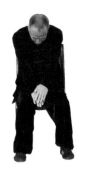

图2-136

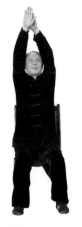

图2-137

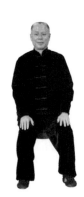

图2-138

动作二：上体直立；两手上举；目视前上方（图2-137）。上动不停，两手分掌下落扶于两膝。（图2-138）

动作三：上体前俯（图2-139）；左肩前探下压，左手臂内旋转指尖向内；向右转体，转头望月。（图2-140）

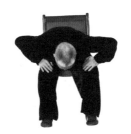
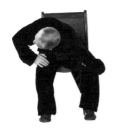

图2-139　　　　　　　　图2-140

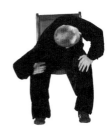

图2-141

动作四：脊柱回旋，右肩前探下压，右手臂内旋转指尖向内；向左转体，转头望月。（图2-141）

动作三和动作四左、右各做2次。

动作五：脊柱回旋转正，抬头上体直立；两手侧起上抱，转掌心向下。（图2-142、图2-143）

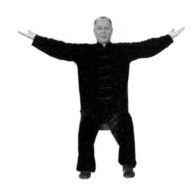

图2-142

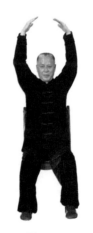

图2-143

两掌经体前下落，还原体侧。（图2-144、图2-145）

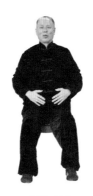 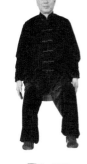

图2-144　　　　　图2-145

2. 动作要求

①压肩、转体、转头时，松肩肘外展，百会前顶，尾闾后引，利于脊柱舒展拉伸。

②手臂内旋时，手掌揉按膝盖。

③两膝不动，保持与地面垂直。

3. 主要作用

①扭转脊柱预防粘连，增强脊柱关节灵活性。

②拉伸肩部、胸背部、腰腹部等肌群，增强腰背部肌肉力量。

③对缓解胸部、肩部、腰部疼痛等不适和膝盖的按摩有一定作用。

第十式　龙啸天地

1. 动作指南

动作一：接上动。捧掌上托于胸前，指尖相对。（图2-146、图2-147）

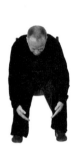

图2-146

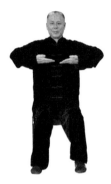

图2-147

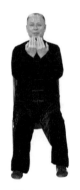

图2-148

动作二：两肘下落转掌于胸前立掌，指尖向上，掌心向内，两手并拢。（图2-148）

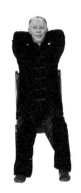

动作三：两手上穿，经头顶转指尖向下贴于肩背部。（图2-149）

图2-149

动作四：上动不停。两手向前经胸前向下摩运至肚脐。（图2-150）

动作五：分掌摩运带脉，扶于后腰部。（图2-151）

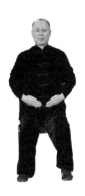

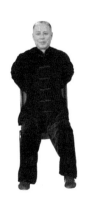

图2-150　　　　　　　图2-151

动作六：引腰前推（图2-152），左顾（图2-153）、右盼。（图2-154）

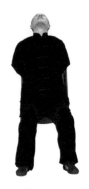
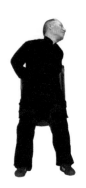
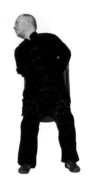

图2-152　　　　　　　　图2-153　　　　　　　　图2-154

动作七：身体回正；双手向下沿下肢后侧摩运至足前（图2-155），转掌沿下肢内侧向上摩运腹前。（图2-156、图2-157）

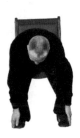
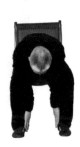
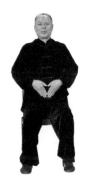

图2-155　　　　　　　　图2-156　　　　　　　　图2-157

动作八：上动不停。两手沿带脉摩运至腰部。（图2-158）

动作九：两手下落还原体侧。（图2-159）

此式动作共做2次。

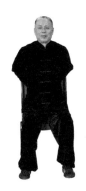
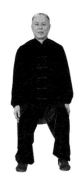

图2-158　　　　　图2-159

2. 动作要求

①引腰前推时下颌内收，目视前方。

②转腰时，头先转再带动腰转动，目视远方。

③向下摩运时，以股骨头为轴直腰向下摩运。起身摩运时，拱背提腰，脊柱节节伸起。

④整个动作要求连贯自如。

3. 主要作用

①增强腰背部、胸腹部、臀部、腿部等肌肉的力量；增强柔韧性和脊柱各关节灵活性，预防粘连，缓解躯干不适。

②有助于任督二脉的疏导，利于下肢三阳经、三阴经和奇经八脉的畅行。

③对提高平衡能力有一定作用。

第十一式　俯仰乾坤

1. 动作指南

动作一：两臂侧起扶按于大腿。（图2-160、图2-161）

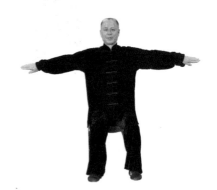

图2-160

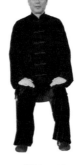

图2-161

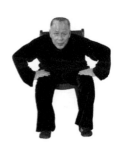

图2-162

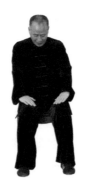

图2-163

动作二：前俯腰。（图2-162）

动作三：拱背后伸。（图2-163）

动作四：上体直立向右侧倾（图2-164），经前俯腰（图2-165），向左侧旋腰两周回正。（图2-166）

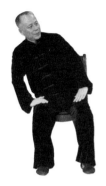

图2-164

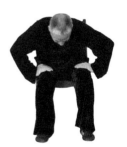

图2-165

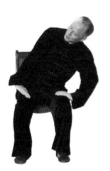

图2-166

动作五：同动作二。

动作六：同动作三。

动作七：上体直立向左侧倾，经前俯腰，向右侧旋腰两周回正（同动作四，唯方向相反）。

动作八：身体转正，两手扶按于大腿；目视前方。（图2-167）

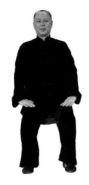

图2-167

2. 动作要求

①前俯腰时抬头、挺胸、塌腰、翻臀。

②拱背后伸时力求低头、含胸、拔背。

③旋腰时力求做圆周运动。

3. 主要作用

①有助于脊柱各关节、肌肉、经络得到伸展拉伸，促进脉络畅通，血液循环。

②有一定放松醒脑的作用。

第十二式　足描太极

用足的点、翘、蹬及旋踝动作，描绘"两仪四象"以提升下肢三阴经、三阳经的阳气，使下肢关节、肌肉、肌腱得到锻炼和疏导，促进血液循环，缓解疾患。

1. 动作指南

动作一：两手上托，两掌前穿（图2-168、图2-169），两臂内旋外展，经侧平举叉腰；头正颈直，目视前方。（图2-170、图2-171）

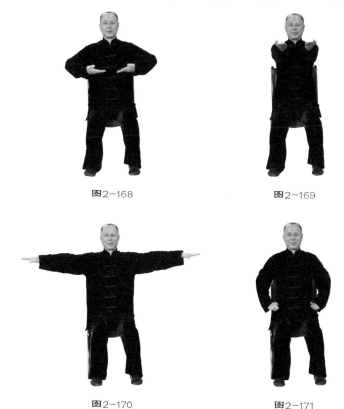

图2-168　　　　　　　　　　　　　图2-169

图2-170　　　　　　　　　　　　　图2-171

动作二：左脚抬起，伸直约45°，挺膝绷足尖（图2-172），随后勾足尖（图2-173）。绷足尖、勾足尖为一次，共做2次。

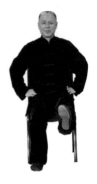

图2-172

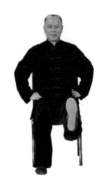

图2-173

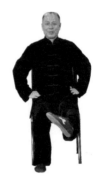

图2-174

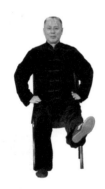

图2-175

动作三：足尖绕顺时针旋转两周（图2-174），绕逆时针旋转两周。（图2-175）

动作四：左脚踝放松下落成直立坐姿。（图2-176、图2-177）

右脚动作与左脚相同，唯方向相反。

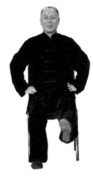 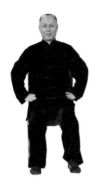

图2-176　　　　　　图2-177

2. 动作要求

①上体保持直立，挺膝绷足尖，五趾尽量抓屈。
②勾足尖时，踝关节及脚趾关节尽量背屈，脚跟前蹬。
③足尖旋转时力求划圆。

3. 主要作用

①增强腿部肌肉力量，促进踝关节的灵活性。
②对腿部三阴经、三阳经有一定疏导作用并舒筋活血。

收势

动作一：两手侧起上抱下引，气息归元（图2-178、图2-179），共做3次。

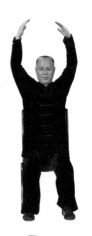

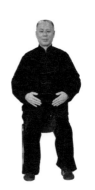

图2-178

图2-179

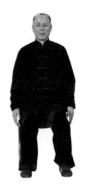

图2-180

动作二：两手放松还原体侧。（图2-180）

动作三：两手侧起，虎口交叉，合抱腹前，静养。（图2-181、图2-182）

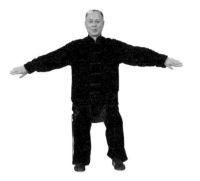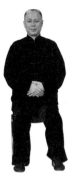

图2-181　　　　　　　　　图2-182

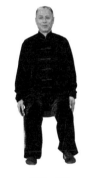

图2-183

动作四：放松还原。（图2-183）

1. 动作要求

中正安舒，虚实分明，心静体松，形松貌恭。

2. 主要作用

静心安神，身心愉悦。

第三章　松筋柔脊处方运用

一、头颈部动作精选

人体的颈椎骨共有7块，位于头以下、胸椎以上部位。颈椎有较大的活动范围，主要起支撑头部重量的作用。由于人们生活习惯的改变，呈现各种不良体态，导致颈椎发生退行性病变，包括劳损、骨质增生、椎间盘突出、韧带增厚等，致颈髓、神经根或椎动脉受压，出现一系列功能障碍。

本节选取了相关伸展颈部肌肉、灵活颈椎关节的动作，对颈椎的各种不适起到松解舒缓作用。

（一）燕颔虎头

1. 主要作用

该式动作，可以放松颈部后侧紧张肌肉，伸展肩胛提肌、斜方肌上部，优化颈部线条，解决脖颈前伸等问题。对天柱穴、风池穴、大椎穴有一定的刺激按摩作用，对足太阳膀胱经、足少阳胆经和任督二脉也具有梳理作用。

2. 动作指南

动作一：两脚自然开立；两眼平视，百会上提。（图3-1）

动作二：下颌先前伸（图3-2），随后向内收，沉肩；目视前方。（图3-3）

动作三：还原放松。

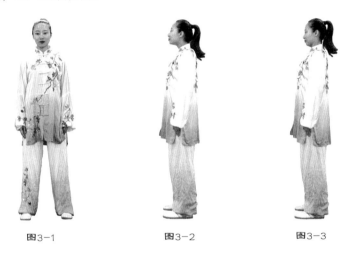

图3-1　　　　　　图3-2　　　　　　图3-3

3. 动作要求

①身体保持中正，双肩下沉放松。

②练习时保持自然呼吸。

4. 注意事项

①根据自身情况酌情调整练习幅度。

②有严重颈椎问题者，禁止练习。

（二）侧耳听泉

1. 主要作用

该式动作，可以放松胸锁乳突肌、斜方肌、肩胛提肌等肌肉，能有效刺激肩井穴、扶突、天容等穴位。对足少阳胆经、手阳明大肠经有一定活络作用，同时松解肩背痹痛等不适。优化颈部线条，减少颈纹的出现，有效预防颈肩部不适。

2. 动作指南

动作一：两脚自然开立；两眼平视，百会上提。（图3-4）

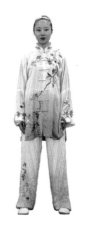

图3-4

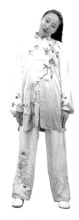

图3-5

动作二：头部向左（右）侧倾，耳向同侧肩靠近；目视前方。（图3-5）

动作三：还原放松。

3. 动作要求

①身体保持中正，双肩下沉。

②侧屈时，逐步用力牵拉对侧肌肉。

③练习时保持自然呼吸。

4. 注意事项

①根据自身情况酌情调整幅度进行练习。

②有严重颈椎问题者，禁止练习。

（三）昂首望月

1. 主要作用

该式动作，能很好地舒展和锻炼肩背部肌肉和经络，刺激手三阳经和足少阳经交会穴的秉风穴，松解颈部和肩部不适、上肢酸麻等现象。

2. 动作指南

动作一：两脚自然开立；两眼平视，百会上提。（图3-6）

动作二：头先向左平转。（图3-7）

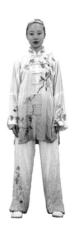
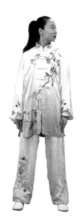

图3-6　　　　　图3-7

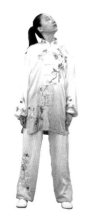

动作三：随后昂首向上，目视左上方。（图3-8）

动作四：还原放松。

右式与左式动作相同，唯方向相反。

图3-8

3. 动作要求

①身体保持中正，双肩下沉放松。
②颈椎关节从梢节起逐节扭转。
③练习时保持自然呼吸。

4. 注意事项

①根据自身情况酌情调整练习幅度。
②有严重颈椎问题者，禁止练习。

（四）鹤首龙头

1. 主要作用

　　该式动作，通过头颈关节前后逐节有序的运动，灵活颈椎关节，放松胸锁乳突肌、肩胛提肌，并刺激大迎、大椎穴等穴位。疏通足阳明胃经和督脉，使人头脑清明，提升自身阳气。

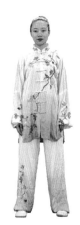

2. 动作指南

　　动作一：两脚自然开立；两眼平视，百会上提。（图3-9）

图3-9

动作二：下颌前伸（图3-10），向下（图3-11）、后沿胸骨向上（图3-12、图3-13）划圆，称鹤首式。

动作三：反方向运动为龙头式。

动作四：还原放松。

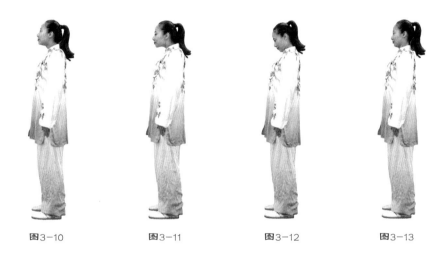

图3-10　　　　　图3-11　　　　　图3-12　　　　　图3-13

3. 动作要求

①身体保持中正，双肩下沉放松。

②动作过程中，注意体会颈椎的有序运动。

③练习时保持自然呼吸。

4. 注意事项

①根据自身情况酌情调整练习幅度。

②有严重颈椎问题者，禁止练习。

（五）颈项争力

1. 主要作用

该式动作，在向上抬头时能伸展胸锁乳突肌、胸大肌，改善圆肩、驼背等不良姿态。下颌内收时能伸展肩胛提肌、斜方肌、斜角肌，松解紧张的脖颈和肩部，有效刺激大椎穴、肩井穴，疏通督脉，提升体内阳气，改善肩颈部不适。

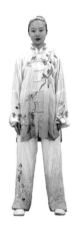
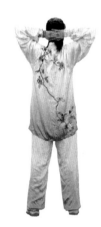

2. 动作指南

动作一：两脚自然开立。（图3-14）

动作二：双手十指交叉放于枕骨处，展开双肩。（图3-15）

图3-14　　　　　图3-15

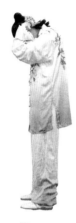

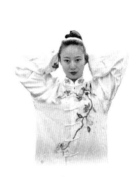

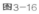

图3-16　　　　图3-17

动作三：下颌内收后与双手对抗。（图3-16）

动作四：双肘内合，下沉双肩，同时下颌内收后与双手对抗。（图3-17）

动作五：还原放松。

3. 动作要求

①身体保持中正，双肩下沉，手臂尽量向后展开。

②在保持百会上提的同时再回收下颌。

③练习时保持自然呼吸。

4. 注意事项

①根据自身情况酌情调整练习幅度。

②有严重颈椎问题者，禁止练习。

二、肩肘手部动作精选

肩肘不适在生活中非常常见，最显著的两个特点是疼痛和功能受限，严重影响生活质量。同时，肩肘部的疾患会导致手部出现不适疾状，加大了患者的痛苦。

本节内容选取了部分与肩肘、手部有关的动作，部分为组合动作，在练习过程中可酌情选择练习。练习此类动作，能很好的松肩活络，缓解肩肘、手部的肌肉紧张，减轻肩肘、手部不适感。

（一）双手擎天

1. 主要作用

该式动作，可缓解肩胛提肌、斜方肌、斜角肌、三角肌的疲劳和不适感，减轻肩部疼痛及紧张状态。通过伸筋拔骨刺激肩髃穴，调理三焦、调节脏腑，并梳理手阳明大肠经。具有舒筋利节、祛风通络的作用。

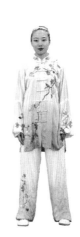
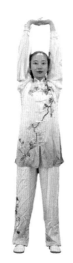

2. 动作指南

动作一：两脚自然开立，头正颈直。（图3-18）

动作二：十指交叉擎天；目视前方。（图3-19）

图3-18　　　　　图3-19

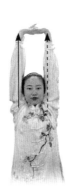
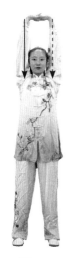

动作三：双肩上提。（图3-20）

动作四：双肩下沉。（图3-21）

图3-20　　　　图3-21

动作五：双肩保持向上推，并向前绕环。（图3-22）

动作六：双肩向后绕环。（图3-23）

动作七：经反复练习后，放松还原。

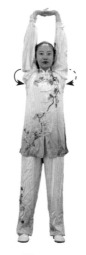
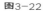
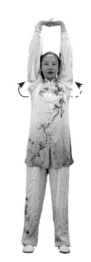

图3-22　　　　图3-23

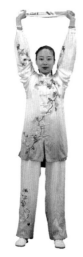

图3-24

3. 动作要求

①身体保持中正，百会上提。

②擎天时，双臂尽量伸直并靠近双耳。

③下沉时，配合呼吸放松双肩。

④旋肩时，双手保持擎天姿势，双臂尽量划圆。

4. 注意事项

①若双手无法擎天上托，可借助毛巾辅助进行练习。（图3-24）

②该式为组合动作，可结合自身情况分别练习。

（二）挤按神道

1. 主要作用

该式动作，对肩背部肌肉有松解作用，能有效刺激天宗穴、神道等穴位，调理督脉、宁神安心，对心气不畅引起的不适有缓解作用。对肩胛酸痛、肩周炎、上肢活动受限有一定的改善作用。

2. 动作指南

动作一：两脚自然开立；头正颈直，目视前方。（图3-25）

动作二：双手十字交叉翻掌后直臂向前推掌，后背展开。（图3-26）

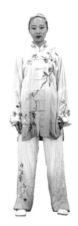

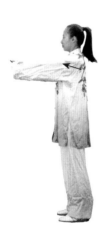

图3-25　　　　　　图3-26

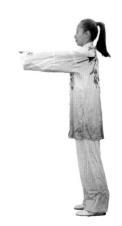

动作三：双手直臂后收，肩胛向内靠拢挤压，挤按神道穴。（图3-27）

动作四：经反复练习后，放松收回，还原。

图3-27

3. 动作要求

①身体保持中正，百会上领，双肩下沉。

②前推时掌根向前推出，双臂伸直。

③双手直臂后收，肩胛向内靠拢挤压，挤按神道穴。

④练习时保持自然呼吸。

（三）仙鹤梳翎

1. 主要作用

　　该式动作，可伸展斜方肌、斜角肌和三角肌等肌肉，并刺激大包穴、肩井穴，刺激足太阴脾经、足少阴胆经，起到理气疏肝、强心健体的作用。对肩周炎、肩手部活动受限有一定的改善作用。

2. 动作指南

　　动作一：两脚自然开立；头正颈直，目视前方。（图3-28）

　　动作二：左手上举，屈臂于头后方。（图3-29）

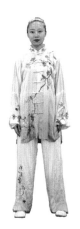

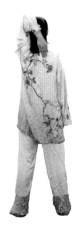

图3-28　　　　　　图3-29

动作三：右手握住左手肘向右下侧牵引。（图3-30）

动作四：右手经体侧划弧后与左手在背后相扣。（图3-31）

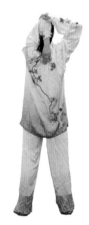

图3-30

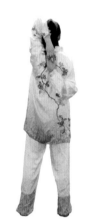

图3-31

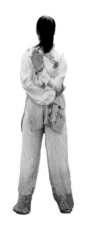

图3-32

动作五：左手经体侧划弧后，握住右手肘向左上方牵引。（图3-32）

动作六：还原放松。

右式与左式动作相同，唯方向相反。

3. 动作要求

①身体保持中正，百会上提，练习时双肩保持下沉。
②练习时保持自然呼吸。

4. 注意事项

①该式为组合动作，可按实际情况分别练习。
②可酌情降低难度，利用毛巾、绳子（图3-33、图3-34）等辅助练习。

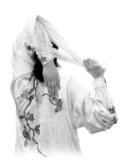

图3-33

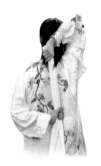

图3-34

（四）无极捭阖

1. 主要作用

该式动作，能放松斜方肌、菱形肌、上后锯肌等肌肉，松解肩背部不适，并能刺激大杼、风门、肺俞、膏肓等穴位。同时，梳理足太阳膀胱经，缓解咳嗽等症状。

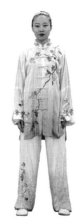

图3-35

2. 动作指南

动作一：两脚自然开立；头正颈直。（图3-35）

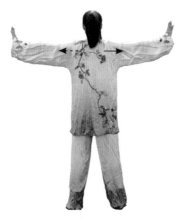

图3-36

动作二：两臂侧平举，立掌侧推，肩胛撑开。（图3-36）

动作三：肩胛内收合拢。（图3-37）

动作四：经反复练习后，还原放松。

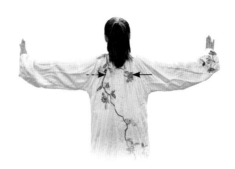

图3-37

3. 动作要求

①身体保持中正，百会上提，双肩下沉。

②立掌时，掌根向两侧推出，双臂尽量向两侧延展、伸直。

③肩胛内收时，挤按神道穴。

④练习时保持自然呼吸。

（五）闲云野鹤

1. 主要作用

　　该式动作，能加强三角肌、三头肌、二头肌等肌肉的力量，通过肩、肘、手关节的逐节有序运动，灵活各关节，使气血畅通，利于指关节末梢循环。对手三阴、手三阳经有一定的刺激和梳理作用，并灵活肩、肘、手部关节和肌肉，缓解手臂疼痛，对心脏功能也有一定的锻炼作用。

2. 动作指南

　　动作一：两脚自然开立；头正颈直。（图3-38）

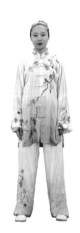

图3-38

动作二：两臂侧平举，掌心向下，沉肩，双手向两侧伸展。（图3-39）

动作三：以肩带臂，双臂同时做上下波浪运动。（图3-40、图3-41）

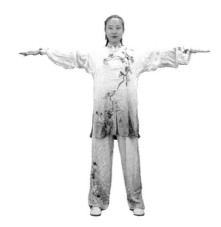

图3-39

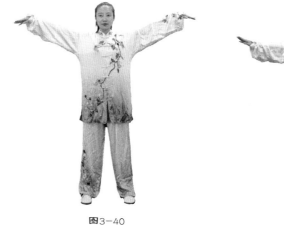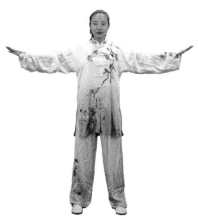

图3-40　　　　　　　　　　　　图3-41

动作四：双臂依次做上下波浪运动。（图3-42、图3-43）

动作五：经反复练习后，还原放松。

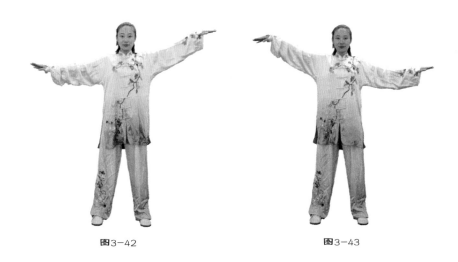

图3-42   图3-43

3. 动作要求

①身体保持中正，百会上领，双肩下沉。

②双侧手指尽量向两侧延展。

③做动作时，发力顺序为肩、肘、手、指，依次传递。

④练习时保持自然呼吸。

4. 注意事项

该式为组合动作，可按实际情况分别练习。

（六）掌旋乾坤

1. 主要作用

该式动作，能增强三角肌、三头肌、二头肌等肌肉的力量，促进气血畅通，并能加强指关节末梢循环，松解手腕关节不适。同时，刺激双手手背的八邪穴、掌心劳宫穴、手指少商等穴位，疏通局部气血，促进血液循环，松解手指麻木等不适，预防各种致病因素入侵身体。

2. 动作指南

动作一：两脚自然开立；头正颈直。（图3-44）
动作二：双臂向侧平举，掌心朝下。（图3-45）

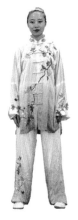

图3-44

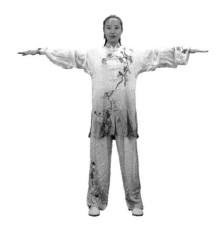

图3-45

动作三：手腕内收。（图3-46）

动作四：手腕外展。（图3-47）

动作五：双手立掌、坐腕、翘指。（图3-48）

动作六：屈腕指尖朝下。（图3-49）

动作七：还原动作五。

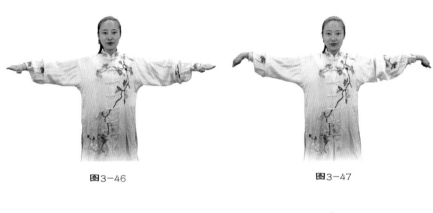

图3-46　　　　　　　　　　　　　　图3-47

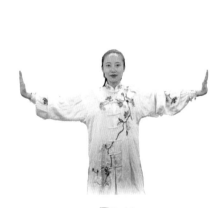

图3-48

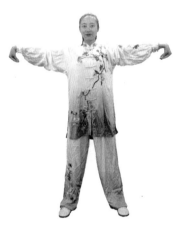

图3-49

动作八：五指开。（图3-50）

动作九：五指合。（图3-51）

动作十：还原动作二。（图3-52）

动作十一：双臂内旋，指尖向两端延展。（图3-53）

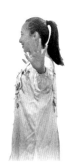

图3-50

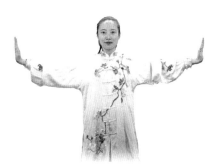

图3-51

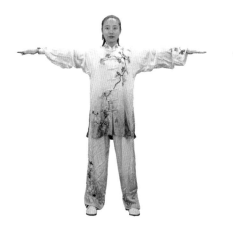

图3-52

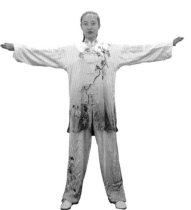

图3-53

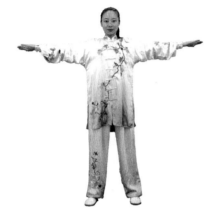

动作十二：双臂外旋。
（图3-54）

动作十三：经反复练习
后，还原放松。

图3-54

3. 动作要求

①身体保持中正，头正颈直，双肩下沉。
②双臂尽量向两侧延展、伸直。立掌时，掌根向两侧推出。
③双臂做内旋和外旋动作时，以手带肩做旋转动作。
④练习时保持自然呼吸。

4. 注意事项

该式为组合动作，可按实际情况分别练习。

（七）飞燕游龙

1. 主要作用

该式动作，通过肢体的扭转、伸展，灵活肩、肘、手部关节和肌肉，增强肌肉力量，松解肩、肘、手部不适，并刺激尺泽、曲泽、天泉等穴位，疏通手太阴肺经，清宣肺气，泻火降逆。

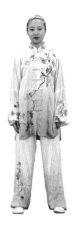

2. 动作指南

动作一：两脚自然开立。（图3-55）

图3-55

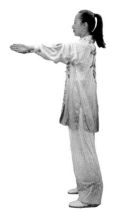

动作二：两臂前平举，手背相对。（图3-56）

图3-56

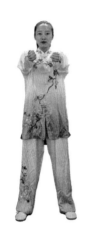

图3-57

动作三：两手握固，外旋、内收。（图3-57）

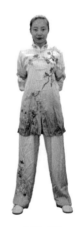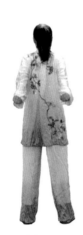

图3-58　　　图3-59

动作四：拳心朝上，收于腋下。（图3-58）

动作五：两手旋臂向后伸出，拳心向上。（图3-59）

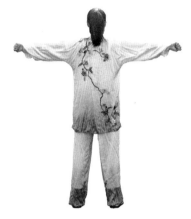

动作六：两臂沉肩、外旋，向外划弧。（图3-60）

动作七：还原至动作三。

动作八：经反复练习后，还原放松。

图3-60

3. 动作要求

①身体保持中正，头正颈直，双肩下沉。

②双臂旋转扭动时，以手带臂做旋转动作。

③两手旋臂向后伸出时，双臂尽量内收、上抬。

④练习时保持自然呼吸。

（八）金象卷鼻

1. 主要作用

该式动作，能灵活手腕部各肌腱，缓解腱鞘炎、"鼠标手"等手部不适。同时，刺激大陵、内关等穴位，对手厥阴心包经进行梳理，减轻心痛、心悸、腕关节疼痛等症状。

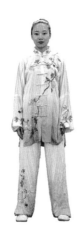

2. 动作指南

动作一：两脚自然开立。（图3-61）

图3-61

动作二：两臂交叉手心相对（图3-62），十指交叉。（图3-63）

动作三：双手屈臂内收，外旋前翻。（图3-64、图3-65）

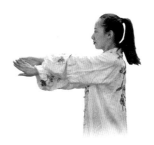

图3-62

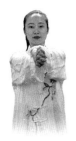

图3-63

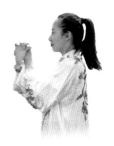

图3-64

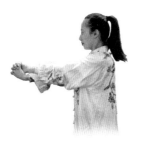

图3-65

动作四：双手内旋还原。（图3-66）

可交换双手进行练习。

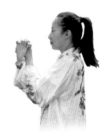

图3-66

3. 动作要求

①身体保持中正，头正颈直，双肩下沉。

②可双手相叠或握拳相靠进行练习。

③练习时保持自然呼吸。

（九）玉树摇环

1. 主要作用

该式动作，对三角肌、斜方肌、菱形肌等肌肉有强健作用，松解肩胛疼痛、肘部不适。对肩井、天宗、风门、膏肓等穴位有刺激作用，对足少阳胆经、足太阳膀胱经等有梳理作用，并能提高身体的协调性。

2. 动作指南

动作一：两脚自然开立。（图3-67）

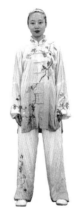

图3-67

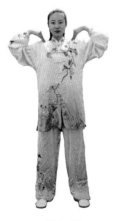

图3-68

动作二：弯曲两肘，双手手指搭在两肩肩井穴上。（图3-68）

动作三：双肩上提，双肘向上靠拢。（图3-69）

动作四：双肘下沉，双肘向下收。（图3-70）

动作五：以肩带肘，向前绕环。（图3-71）

动作六：双肩向后绕环。（图3-72）

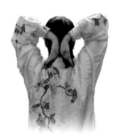

图3-69

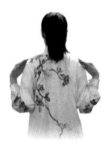

图3-70

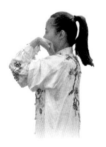

图3-71

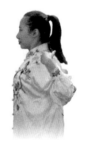

图3-72

动作七：双肩依次绕环。（图3-73~图3-75）

动作八：经反复练习后，还原放松。

可反方向练习。

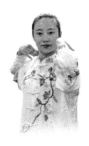
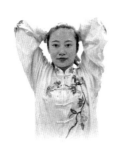
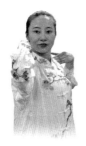

图3-73　　　　　　　图3-74　　　　　　　图3-75

3. 动作要求

①身体保持中正，头正颈直，双肩下沉。

②划圆时，以肩带肘。

③向前划圆时，双肘尽量在身体前方相碰；向后划圆时，肩胛骨内收，双肘向后展开。

④练习时保持自然呼吸。

（十）灵蛇绕臂

1. 主要作用

该式动作，对斜方肌、三角肌、大圆肌、三头肌有一定伸展作用，可松解肩臂疼痛。刺激肩贞穴、肩髃穴，梳理手太阳小肠经、手阳明大肠经，舒经利节、祛风活络，对肩周炎、上肢不遂、手不能向头部等不适有一定松解作用。

2. 动作指南

动作一：两脚自然开立。（图3-76）

动作二：双臂前平举，掌心朝下，左臂在上，右臂在下。（图3-77）

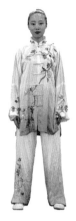

图3-76

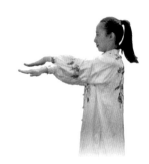

图3-77

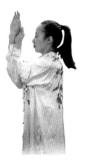
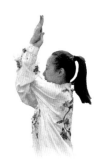

动作三：屈肘，前臂环绕双臂（图3-78），并向前、向上方推出。（图3-79）

图3-78　　　　　图3-79

动作四：反复练习后还原放松。

右式与左式动作相同，唯方向相反。

3. 动作要求

①身体保持中正，头正颈直，双肩下沉。

②双肘向前推出时，后背尽量展开。

③练习时保持自然呼吸。

三、胸背腰部动作精选

胸背腰部最主要的结构是脊柱。现今，人们伏案工作时间长，致长期姿势不当、活动减少、运动不足，又由于肌肉力量薄弱、运动不科学、肥胖等原因导致腰背部疼痛的发病率以惊人的速度增长。脊柱椎间盘老化疼痛；脊柱韧带筋膜劳损、变性、粘连等成为生活中常见症状。

本节选取了部分与胸、背、腰部有关的动作，可根据自身情况酌情选择和练习，练习强度应由小到大、由弱到强。练习此类动作能很好地灵活脊柱关节、松腰活背、疏通经络、放松紧张肌肉，达到松解胸、背、腰部不适的目的。

（一）俯仰乾坤

1. 主要作用

本式动作，通过先含胸、后展背的动作练习，使脊柱各关节得到充分地伸展，可防止脊柱变形。对腰背、胸腹、脊柱有很好地调节作用，能纠正含胸驼背等不良身体姿态，并能刺激人体前正中线任脉和天突、膻中、中庭等穴位，以及后正中线督脉和大椎、命门等穴位，起到舒缓胸闷、疏肝理气等作用。

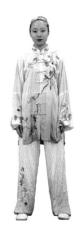

图3-80

2. 动作指南

动作一：两脚自然开立。（图3-80）

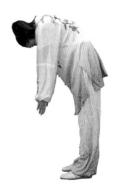

动作二：两肩内收，手臂内旋，掌背相对；低头含胸，目视下方。（图3-81）

图3-81

动作三：两肩外展，手臂外旋；挺胸抬头。（图3-82）

动作四：经反复练习后，还原放松。

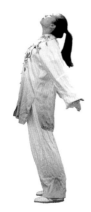

图3-82

3. 动作要求

①含胸时，头颈放松，以肩带臂做内旋动作并展开后背部。

②挺胸抬头时，以肩带臂做外旋动作，稍抬头，眼看前上方。

③配合呼吸进行练习。要求低头含胸时呼气、挺胸抬头时吸气。

（二）仙鹤饮泉

1. 主要作用

本式动作，能舒展胸大肌，对斜方肌、菱形肌、上后锯肌有强健作用，对大椎、风门、肺俞等穴位有刺激作用，对督脉、足太阳膀胱经具有梳理作用。纠正含胸、驼背等不良身体姿态减轻颈椎、肩膀酸痛现象。

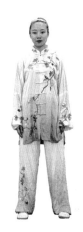

2. 动作指南

动作一：两脚自然开立。（图3-83）

图3-83

动作二：双手十指交叉对握、后举（图3-84）；展胸抬头。（图3-85）

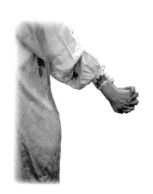 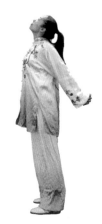

图3-84 图3-85

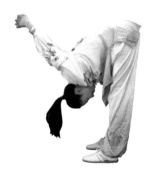

图3-86

动作三：前俯腰；双手随腰摆动。（图3-86）

动作四：还原动作一，放松。

3. 动作要求

①展胸抬头时，延展脖颈前侧，眼看前上方。

②俯腰向前时，背部和颈部放松，伸直双臂并挺直双膝。

③练习时保持自然呼吸。

4. 注意事项

①可采用双肘环抱（图3-87）或双手在背后合十的姿势（图3-88）进行练习。

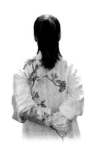 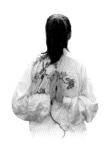

图3-87　　　　　　　图3-88

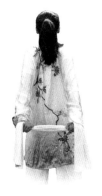

②可借助毛巾辅助进行练习。（图3-89）

③该式动作收势时，应尽量缓慢，不憋气。高血压、心脏病患者不做俯身向下的动作。

图3-89

（三）临风玉树

1. 主要作用

本式动作，能很好地伸展腹部及侧腰肌肉，刺激大包穴及足太阴脾经，对消除背部僵直、强健脊柱、疏肝理气、四肢无力有一定效果。

2. 动作指南

动作一：两脚自然开立。（图3-90）

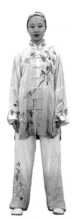

图3-90

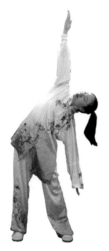

图3-91

动作二：上体做左侧屈动作，同时右手上举，左手自然下垂；目视右手。（图3-91）

动作三：动作还原，放松。

左式动作和右式动作相同，唯方向相反。

3. 动作要求

①手上举时，同侧脚向下踩实地面，或用手向耳靠近下压，以加强身体侧面的伸展感。

②若做该式动作颈部出现不适，可低头看向下手位置。

③展开身体，让身体在一平面上进行练习，不要含胸弓背。

④呼气时身体做侧屈动作，吸气时身体还原正中。

（四）引腰前推

1. 主要作用

本式动作，能很好地伸展腹部肌肉，展肩扩胸。同时，消除背部僵直，强健脊柱。还可调理三焦、梳理任脉、伸展带脉，并减少腹部脂肪堆积，改善形惫体乏的状态。对膻中、中脘、神阙等穴位有一定刺激作用。

2. 动作指南

动作一：两脚开立；双手托腰；目视前方。（图3-92）

动作二：两手前推引腰；目视前上方。（图3-93）

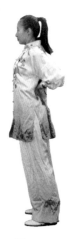
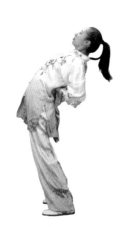

图3-92　　　　　图3-93

动作三：推腰右转。（图3-94）

动作四：还原动作二后，以胸引领上体直立还原。（图3-95）

左式动作和右式动作相同，唯方向相反。

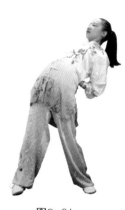

图3-94

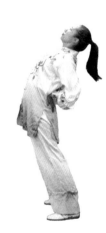

图3-95

3. 动作要求

①做该式动作时，不望头，延展脖颈前侧，眼看前上方。

②吸气时先延展脊柱，百会上领，呼气时前推引腰，吸气时还原身体直立。不憋气，保持自然呼吸。

③还原动作时，应尽量缓慢，用胸引领上体直立还原。

4. 注意事项

腰部有疾患者，练习时可减小动作幅度或不做左右摆动的动作。

（五）白龙探母

1. 主要作用

本式动作，能伸展后背肌肉，提高腹部核心肌肉群及肩、手部力量，还可刺激带脉，梳理足少阴胆经，对腰部疼痛有一定的缓解效果。

2. 动作指南

动作一：两脚开立；双手交叉翻掌前推并俯身向前，上身与地面平行；抬头目视前方。（图3-96）

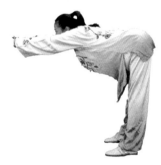

图3-96

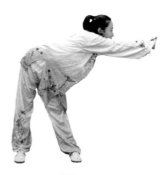

动作二：以腰为轴，双手领身左转。（图3-97）

图3-97

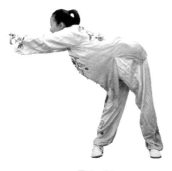

图3-98

动作三：身体还原动作一。

右式动作和左式动作相同，唯方向相反。（图3-98）

3. 动作要求

①俯身时，挺直双膝，身体与地面平行。

②转动时，以手带动身体进行转动。

③练习时保持自然呼吸。

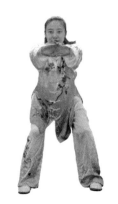

图3-99

4. 注意事项

①该式动作练习时，若腿部后侧拉伸感过于强烈，可微屈双膝进行练习。（图3-99）

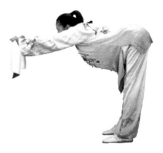

图3-100

②可酌情降低动作难度，双手握毛巾或绳子辅助练习。（图3-100）

③腰部有疾患者，练习时可减小动作幅度或不做身体转动动作。

④该动作收势时，应尽量缓慢。

（六）临渊戏鱼

1. 主要作用

本式动作，利用脊柱的含展和尾闾摆动，能很好地灵活脊柱各关节、减少腰肌劳损、腰背部疼痛带来的不适，并能调节任督二脉的平衡、拔伸脊柱，增强消化系统功能，固肾气、松利关节。

2. 动作指南

动作一：两脚左右开立，身体前倾，屈双膝；两手扶于双膝之上。（图3-101）

动作二：含胸拔背。（图3-102）

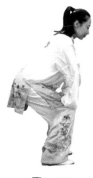

图3-101

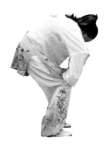

图3-102

动作三：挺膝、塌腰、挺胸、抬头；目视前方。（图3-103）

动作四：臀部左摆，头、肩与臀部做相向运动。（图3-104）

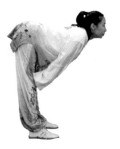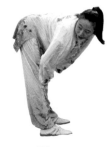

图3-103　　　　　　　　图3-104

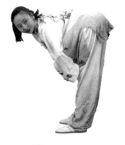

图3-105

动作五：臀部右摆，头、肩与臀部做相向运动。（图3-105）

动作六：还原动作一，目视前方。

3. 动作要求

①俯身时团身，挺膝时抻腰抬头。

②练习时保持自然呼吸。

4. 注意事项

①该式为组合动作，可按实际情况分别练习。

②腰部有疾患者，练习时可减小动作幅度或不做左右摆动的练习。

（七）二脉通灵

1. 主要作用

本式动作，向前伸展时可舒展背部和腿后侧肌肉；后坐挺胸塌腰时，通过脊柱的反向牵拉，松解颈部和腰背部不适。练习时对膻中、中脘及大椎、中枢、腰阳关、命门等穴位有一定刺激作用。能梳理三焦、调理脏器、伸筋拔骨、平衡任督二脉，促进气血运行畅通。

2. 动作指南

动作一：双手胸前合十。（图3-106）

动作二：左脚向前上步成弓步；同时手臂向前上方伸出；目视前上方。（图3-107）

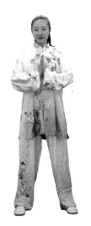

图3-106

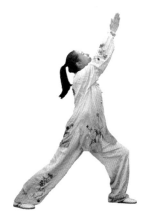

图3-107

动作三：双手上抻；抬后脚脚跟；目视前下方。（3-108）

动作四：重心后移至右脚，下坐，左腿伸直并勾脚尖；双臂弯曲回落至与胸同高，抬头挺胸翘臀。（图3-109）

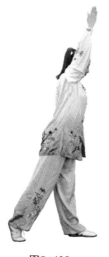
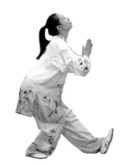

图3-108   图3-109

动作五：重心前移，还原动作一。

右式动作与左式动作相同，唯方向相反。

3. 动作要求

①身体前伸时，手臂、颈、躯干、脚部成一条直线；手、脚向两端牵拉，躯干保持伸展姿势。

②后坐时抬头、挺胸、翘臀、塌腰、腿伸直、脚尖回勾。

③避免练习时突然用力，保持自然呼吸。

（八）灵猴探月

1. 主要作用

本式动作，通过头部与尾闾的对拉牵引及头、颈、脊柱的扭转和伸拉，可以灵活颈椎、脊柱，舒展颈部、腰背部肌肉和筋膜，松解由于脊椎问题带来的不适，并能通过伸展任督二脉、足太阳膀胱经，有效刺激大椎、膈俞、肾俞等穴位，疏通经络、调理脏腑、强腰固肾、振奋阳气。

2. 动作指南

动作一：两脚开立，屈膝下蹲成马步；两手分别放于双腿上。（图3-110）

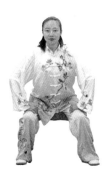

图3-110

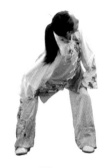

图3-111

动作二：向左侧俯腰压肩，头向左后转；目视左上方。（图3-111）

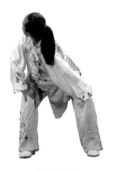

图3-112

动作三：向右侧俯腰压肩，头向右后转；目视右上方。（图3-112）

动作四：还原中正后放松。

3. 动作要求

①练习时延展脊柱，扭转时脊柱要逐节运动。

②腰部有疾患者，练习时可减小动作幅度或不做本式动作。

③练习时保持自然呼吸。

（九）狸猫拱背

1. 主要作用

本式动作，通过头与尾闾的对拉牵扯及脊柱的逐节有序运动，能灵活脊柱，缓解颈椎、腰椎、胸椎不适，并能有效加强任脉、督脉的气血循环，有一定平衡阴阳、强壮脏腑、行气活血、助消化、强肾气的作用。

2. 动作指南

动作一：跪姿，双脚回勾或伸直；双手撑地。（图3-113）

动作二：低头，含胸拱背。（图3-114）

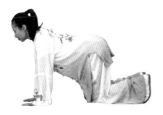

图3-113

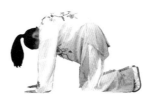

图3-114

动作三：抬头，展胸，沉腰。（图3–115）

动作四：向左摆臀，同时头摆向左侧。（图3–116）

右式动作与左式动作相同，唯方向相反。

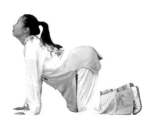

图3–115

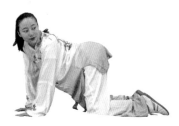

图3–116

3. 动作要求

①跪姿时应注意头与尾闾的对拉牵扯。

②拱背时，应关注脊柱的逐节有序运动。

③练习时保持自然呼吸。

4. 注意事项

本式动作练习时，如有手腕关节不适或膝部不适，可在手腕下方（图3–117）或膝盖下方（图3–118）垫上毛巾来辅助进行练习。

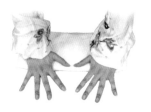

图3–117

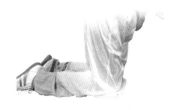

图3–118

（十）金龙绕柱

1. 主要作用

本式动作，通过身体的牵拉及扭转，能舒展肌肉和经络，灵活脊柱，缓解颈椎、腰椎、胸椎不适，并刺激涌泉、大椎、背部各俞穴，梳理任督二脉、足太阳膀胱经、足少阴肾经，达到调理三焦、平衡气机、强壮脏腑、行气活血、提升卫气的目的。

2. 动作指南

动作一：双脚自然站立；双手合十翻转，掌心向上推。（图3-119）

动作二：从脚、膝、髋、腰椎、胸椎、颈椎向左后方扭转。（图3-120）

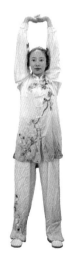
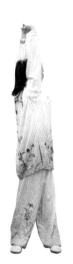

图3-119 图3-120

动作三：还原动作一。

右式动作与左式动作相同，唯方向相反。

3. 动作要求

①练习时，应先伸展脊柱后再进行练习，注意脊柱的逐节有序扭转。

②身体做扭转动作时，双脚应用力下踩，以此来加强身体的扭转度。

③练习时保持自然呼吸。吸气时延展脊柱，呼气时做身体的扭转动作。

4. 注意事项

①如双手上举有困难，可一手扶肩，一手扶腰来进行练习（图3-121），也可利用毛巾辅助进行练习。（图3-122）

②脊柱有严重病变者，禁止练习本式动作。

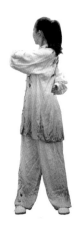
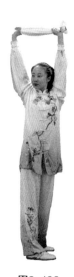

图3-121　　　　图3-122

（十一）探渊寻珠

1. 主要作用

本式动作，通过头与尾闾的对拉牵扯及脊柱的逐节有序运动，伸展脊柱、灵活脊柱各关节，对缓解颈椎、腰椎、胸椎及肩部不适有一定作用，并能刺激督脉、调节阳经气血、促进气血循环。在扭转过程中刺激大椎等穴位，调理项强、肩背部疼痛、腰脊强等症状。

2. 动作指南

动作一：双脚分开，大于肩宽；双手上举，上臂贴耳。（图3-123）
动作二：俯身向前、向下。（图3-124）

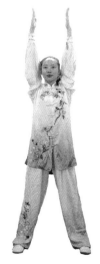

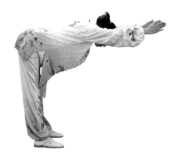

图3-123　　　　　　　　　图3-124

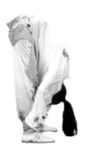 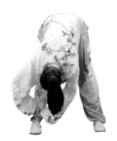

动作三：双手扶住双脚脚踝。（图3-125）

动作四：双手扶住右脚脚踝。（图3-126）

图3-125　　　　图3-126

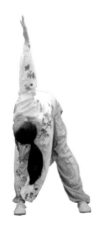 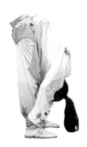

动作五：扭转脊柱，右手向上高举。（图3-127）

动作六：还原动作三。（图3-128）

图3-127　　　　图3-128

动作七：双臂向前伸直夹耳，带领身体慢慢向上起。（图3-129）

动作八：还原动作一后，放松。

右式动作与左式动作相同，唯方向相反。

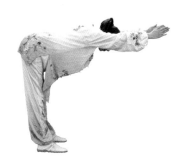

图3-129

3. 动作要求

①本式动作练习时，应先伸展脊柱后再进行练习。

②俯身时，脊柱保持伸展。

③扭转时，用手臂带动脊柱逐节有序运动。

④动作应尽量缓慢，保持自然呼吸，不憋气。

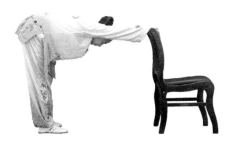

图3-130

4. 注意事项

①可借助凳子来辅助进行练习。（图3-130）

②高血压、心脏病患者不练此类动作。

③有腰部疾患者，可不做扭转动作。

④本式为组合动作，可根据实际情况分别练习。

四、髋胯部动作精选

髋胯部是躯干与腿连接的部位，可使躯干和腿向前、后及侧面做自主运动。由于髋胯部是机体运动的中心，对人体的重心控制和整体运动的协调起至关重要的作用，因此，本节选取了可伸展髋胯部肌肉并能灵活髋胯部关节的动作，此类动作，还可以对腰部疼痛起到一定松解作用。

（一）胯旋阴阳

1. 主要作用

本式动作，以尾闾的旋转运动为主，增加髋和腰部的协调性和灵活性，松解腰部疲劳，对腹部脏器也起到按摩和滋养作用。同时，能刺激命门、神阙、带脉等穴位，梳理带脉，固肾气，促进心肾相交。调理任督二脉阴阳平衡，对腰痛膝冷症状有一定改善作用。

2. 动作指南

动作一：两脚开立，腿微屈；两手叉腰；头正颈直，两眼平视前方。（图3-131）

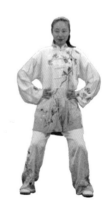

图3-131

动作二：尾闾顺时针旋转。（图3-132）

动作三：尾闾逆时针旋转。（图3-133）

动作四：反复练习后，还原放松。

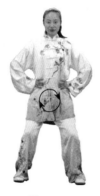 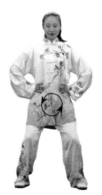

图3-132　　　　　　　　　　图3-133

3. 动作要求

①身体保持中正，头正颈直，双肩下沉。

②转动时尾闾尽量放松划圆。

③练习时保持自然呼吸。

4. 注意事项

①该式为组合动作，可按实际情况分别向前（图3-134）、向后（图3-135）、向左（图3-136）、向右（图3-137）进行练习。

②屈腿幅度可根据自身情况酌情调整。

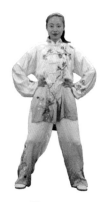 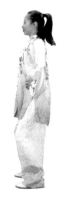

图3-134　　　　　　　　　　图3-135

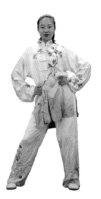 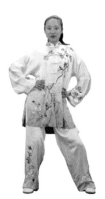

图3-136　　　　　　　　　　图3-137

（二）俯身开胯

1. 主要作用

本式动作，可拉伸臀部、髋部和大腿后侧肌肉及韧带，对环跳、髀关等穴位有一定刺激作用，梳理足少阳胆经、足阳明胃经，对松解腰部不适、坐骨神经痛、下肢酸软有一定帮助。

2. 动作指南

动作一：坐姿，双脚依次向两侧展开。（图3-138）

动作二：俯身向前。（图3-139）

动作三：还原放松。

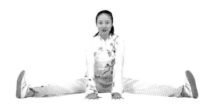

图3-138

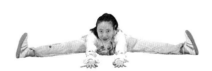

图3-139

3. 动作要求

①坐姿时挺直腰背。

②俯身向前时，延展身体，不含胸弓背。

③练习时保持自然呼吸。

4. 注意事项

①该式动作可酌情降低难度，循序渐进进行练习。如选择坐姿，屈双膝，双脚掌心相对，弹动双膝（图3-140）随后，俯身向前下（图3-141）。也可单腿展开、双手前够进行练习。（图3-142）

②该式练习，应缓缓用力，避免突然发力。

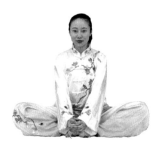

图3-140

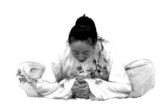

图3-141

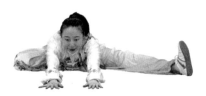

图3-142

（三）虎步生风

1. 主要作用

本式动作，能伸展股直肌、髂腰肌、股二头肌等肌肉，减少大腿脂肪堆积，促进髋关节和下肢血液循环，对环跳、髀关有一定刺激作，对足少阳胆经、足阳明胃经也有一定梳理作用。

2. 动作指南

动作一：跪立，左脚向前成弓步，右脚向后伸展，膝盖、小腿前侧、脚面贴地。（图3-143）

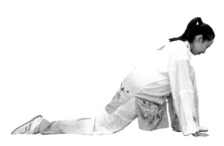

图3-143

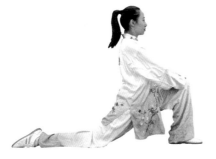

图3-144

动作二：双手扶膝，上身直立，沉髋向下。（图3-144）

动作三：还原动作—后放松。

右式与左式相同，唯方向相反。

3. 动作要求

①弓步时上体保持直立，腿尽量后伸，髋打开。

②练习时保持自然呼吸。

③做沉髋动作时，髋部缓缓下沉，避免突然用力。

4. 注意事项

练习本式时，如有膝部不适，
可在膝盖下方（图3-145）垫上毛
巾，减轻不适感。

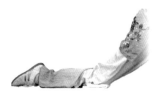

图3-145

五、腿膝脚部动作精选

俗话说："树老先老根，人老先老腿。"随着年龄的增长，久坐办公、以车代步等，腿部得不到有效锻炼，令腿部功能逐渐退化。

本节选取了部分腿、膝、脚部的练习，能很好地增强腿部的肌腱韧带弹性，梳理下肢经络，灵活腿、膝、踝、脚部各关节，增强下肢血管通畅性。

（一）攀足拉筋

1. 主要作用

本式动作，可伸展臀大肌、股二头肌、腓肠肌等腿部肌肉，刺激坐骨神经和承扶、殷门等穴位，疏通足太阳膀胱经，对松解腰骶部、臀部、腿部不适有一定作用。

2. 动作指南

动作一：坐立，双腿向前伸直。（图3-146）

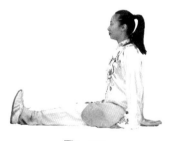

图3-146

动作二：俯身向前双手抱住双脚回拉，同时俯身向前。
（图3-147、图3-148）

动作三：还原放松。

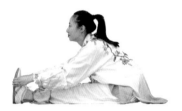

图3-147

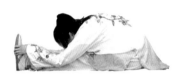

图3-148

3. 动作要求

①坐立时挺直腰背，双脚回勾。

②俯身向前时，延展身体，不含胸弓背。

③练习时保持自然呼吸。

4. 注意事项

①可酌情降低难度，循序渐进练习。如可先进行单腿伸展练习
（图3-149），利用毛巾或绳子辅助练习。（图3-150）

②练习该式时，避免突然用力。

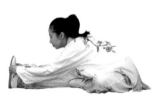

图3-149

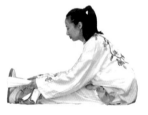

图3-150

（二）翘足活络

1. 主要作用

本式动作，可伸展臀大肌、股二头肌、腓肠肌及跟腱，优化腿部线条，对小腿酸胀肿痛有缓解效果，刺激太溪、大钟、照海、委中、合阳、承筋、承山等穴位，并疏通足太阳膀胱经，促进下肢血液循环，可缓解膝腿部疼痛、改善小腿痉挛等症状。

2. 动作指南

动作一：跪立，左脚向前成弓步，右脚向后伸展，膝盖触地；双手扶地。（图3-151）

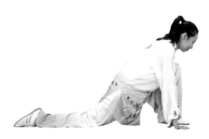

图3-151

动作二：重心后移，蹬直左腿并回勾，伸展腿后侧肌肉和韧带。（图3-152）

右式与左式相同，唯方向相反。

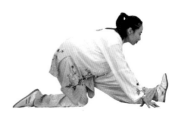

图3-152

3. 动作要求

①弓步时，前侧膝盖不超过脚尖，髋下沉，后背挺直。

②重心后移时，前腿蹬直，尽量保持背部的伸展，不含胸弓背。

③练习时自然呼吸。

4. 注意事项

①该式可酌情降低练习难度，循序渐进进行，也可拆分动作练习。

②膝关节不适者，可在膝下垫毛巾辅助练习。（图3-153）

③避免突然用力。

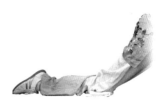

图3-153

（三）举手攀足

1. 主要作用

本式动作，可伸展臀大肌、股二头肌、半腱肌、腓肠肌、跟腱，对腰骶、腰脊部疼痛、下肢酸痛有一定改善作用。伸展腿后侧肌肉，可松解膝部、腿部疼痛和小腿痉挛等情况，刺激承扶、殷门、委中、承山、昆仑等穴位，促进腿部血液循环，梳理足太少阴肾经和足太阳膀胱经。

2. 动作指南

动作一：双脚自然开立。（图3-154）

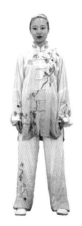

图3-154

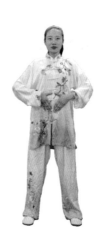 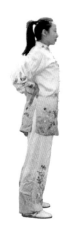

动作二：双手提至
腹前，摩带脉至身后。
（图3-155、图3-156）

图3-155　　　　　　图3-156

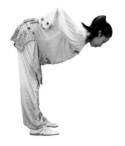 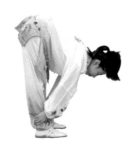

动作三：身体向前俯
身，双手沿臀部、腿后侧
摩运向下。（图3-157、
图3-158）

图3-157　　　　　图3-158

动作四：双手环抱双
脚脚踝，将身体与双腿贴
合。（图3-159）

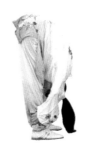

图3-159

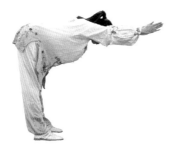

图3-160

动作五：双手前伸，
领身向上。（图3-160）

动作六：还原动作一。

3. 动作要求

①俯身向下时，双膝挺直，头、颈、腰背部放松。

②双手环抱双脚脚踝时，借助双手力量将身体拉向双腿。

③练习时保持自然呼吸。

4. 注意事项

①可酌情降低难度，先微屈双膝循序渐进进行练习（图3-161），也可借助椅背或墙壁辅助进行练习。（图3-162）

②该式收势时，动作应尽量缓慢，避免突然用力，并且不要憋气。

③高血压、心脏病患者不做此动作。

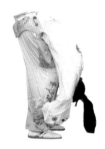

图3-161

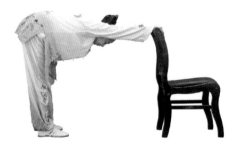

图3-162

（四）足描太极

1. 主要作用

本式动作，能伸展脚部肌腱，灵活足踝肌肉和关节，对足跟痛和小腿不适有松解作用，也可作为足扭伤的康复练习。此式刺激脚背部冲阳穴和足阳明胃经，有一定通络宁神效果。脚尖是足三阴经和足三阳经的交汇处，通过足下动作练习，可促进气血循环，通畅周身。

2. 动作指南

动作一：坐立，双脚并拢伸直。（图3-163）

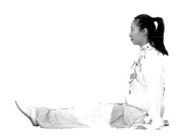

图3-163

动 作 二 ： 回 勾。（图3-164）

动 作 三 ： 绷 脚。（图3-165）

图3-164

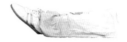

图3-165

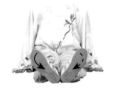

图3-166

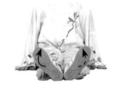

图3-167

动 作 四 ： 向 外 划圆。（图3-166）

动 作 五 ： 向 内 划圆。（图3-167）

动作六：还原动作一，放松。

3. 动作要求

①坐立时，双脚并拢伸直，挺直腰背，身体保持中正。
②脚划圆时，尽量成圆形。
③练习时保持自然呼吸。

4. 注意事项

①该式为组合动作，可分别练习。
②坐立时如有背部不适，可背部靠墙进行练习。

（五）脚韵阴阳

1. 主要作用

本式动作，对脚部和足底的神经、肌肉、关节有灵活作用，可以按摩太白、大都、涌泉等穴位，梳理足太阴脾经，足少阴肾经，对调理肠胃、缓解头痛有一定作用。同时，促进全身气血循环，对身体的平衡能力起到了锻炼的作用。

2. 动作指南

动作一：双脚自然开立，身体中正。（图3-168）

动作二：双脚后跟抬起。（图3-169）

动作三：双脚脚尖抬起。（图3-170）

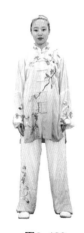

图3-168

图3-169

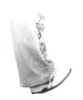

图3-170

　　动作四：双脚同时由左（图3-171）向前（图3-172）、向右
（图3-173）、向后滚动运转。（图3-174）

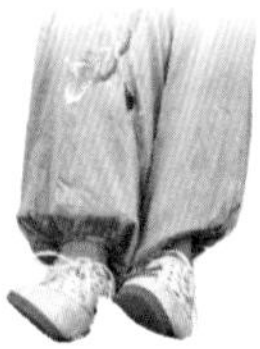

图3-171

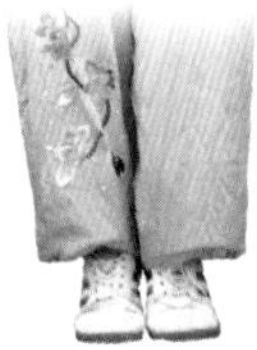

图3-172

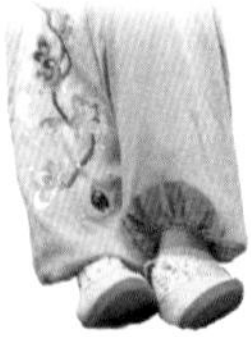

图3-173

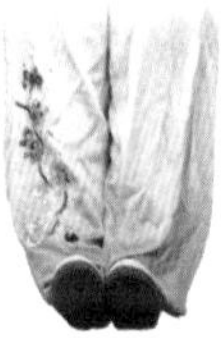

图3-174

　　动作五：还原放松。

　　右式动作同左式，唯方向相反。

3. 动作要求

①身体保持中正，不晃动，头正颈直。

②滚动运转时，动作平稳、缓慢，着力点在双脚脚掌，感受重心的转变。

③练习时保持自然呼吸。

4. 注意事项

初练该式动作，若重心不稳，可扶墙或借助椅背来进行练习。（图3-175）

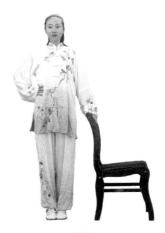

图3-175

（六）顶天立地

1. 主要作用

本式动作，对脚部和足底的神经、肌肉、关节有锻炼作用，强健大腿和小腿肌肉力量，对膝、踝关节有稳固作用，可缓解关节不适。还可按摩涌泉等穴位，梳理足少阴肾经，使人精力旺盛，体质增强，对身体的平衡和协调能力起到锻炼的作用。

2. 动作指南

动作一：双脚并步站立；双手叉腰或双手向上托天。（图3-176、图3-177）

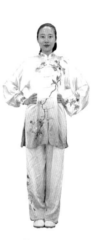

图3-176

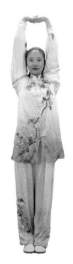

图3-177

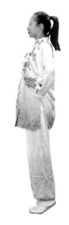

图3-178

动作二：双脚立
踵向上，脚后跟离
地。（图3-178）

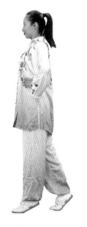

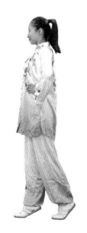

动作三：立踵向前或
向后走步。（图3-179、
图3-180）

动作四：还原放松。

图3-179　　　图3-180

3. 动作要求

①双手托天时，手伸直。

②立踵向上时，脚后跟尽量抬高。

③走步时身体保持中正，头正颈直，控制身体，不晃动。

④练习时保持自然呼吸。

4. 注意事项

初练该动作时，若重心不稳，双脚可略分开（图3-181），也可靠墙或扶墙进行练习。（图3-182、图3-183）

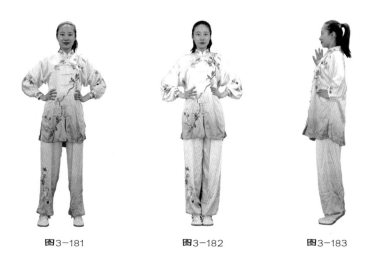

图3-181   图3-182   图3-183

第四章 松筋柔脊十二法习练分享

李先生 63岁 北京航天部

我是一名在航天战线工作四十余年的航天职工，因长期现场安装调试和伏案设计工作，患有颈椎增生、腰肌劳损、腰椎滑脱、腰椎间盘突出等疾病。

2015年退休时，考虑到我的腰椎疾病日渐严重，便婉拒了单位的返聘，开启了我的退休生活模式。2017年底，我的腰椎疾病发作，卧床月余，腰疼稍缓后，找到北医三院的大夫问诊。大夫看了我的腰部CT片后又指导我做了几个动作，随后告诉我："没有太好的治疗方法，需卧床平躺，今后日常左大腿和臀部胀疼，走步最多10分钟就要牵扯到左小腿牵拉痛。"听闻医嘱，我半信半疑。经过一个月的休养后试着走了走，果真如医生所言，别说走步，就是站个十几分钟左腿就疼得不行，如此状况，给我的退休生活蒙上了一层阴影。平时，老伴叫我一起走路散步，我都是拒绝的，不是不想走，而是走不了几步就疼得难以忍受。

2018年仲春，我回到赤水天鹅堡居住。一天早晨，爱人晨练回来，告诉我有老师在教大家锻炼，让我一起去练练。刚开始我依然是拒绝的，我的腰椎病能允许我锻炼吗？我爱人向教大家练功的老师咨询，并让我每天学练松筋柔脊十二法。不到三个月时间，我惊奇地发现，我左腿和臀部的胀疼感消失了，腰也活动自如了，走路腿也不疼了。

　　通过锻炼，不仅消除了我的腰腿疼痛，还改善了我的颈椎问题。每天晨练完后，头清目明，神轻气爽。我在思考一个问题，为何松筋柔脊十二法的锻炼会改善我的症状？细想一下，本人觉得有以下原因：一是在习练过程中，人的气血运行旺盛了，气血不通则痛；气血通顺则不痛。人体对疾病是有自愈能力的，自愈的前提是要气血通畅，气血不通畅则为沉病，气血通畅则百病自愈。再有，松筋柔脊十二法上身的几个动作要领，强调收腹、上抻、沉腰、拉伸，有腰椎牵引的作用。这个牵引不同于骨伤科治疗腰椎疾病的牵引，骨伤科的牵引术，人是被动的，松筋柔脊十二法中的牵引，人是主动的。在习练过程中，人体主动的进行运动，加强了腰部周围肌肉群力量，加快了腰肌损伤的自愈。这就是我练习松筋柔脊十二法的一些体悟。

王先生　78岁　内江师院退休教授

　　五年前，当时我的腰、颈疼痛难忍，致使我的心情十分低落。经北京协和医院强化CT检查，确诊为第三腰椎骨质增生。回到四川，经内江中医院检查得出相同结论，而且，治疗的结果均为只能缓解无法治愈。

　　随后，在内江师范学院离退休处的组织安排下，学习了松筋柔脊十二法，经过长期坚持锻炼，症状消失，伤病康复。

　　从接触松筋柔脊十二法至今已有五年时间了，我的身体状况良好，腰不疼、颈不痛、三高不高，且无肝疾。生活轻松，心情舒畅，年近八旬不知老之将至。

　　根据我的切身体会，此功法之所以能够改善不适，是因为特别注重经络的畅通和气血和谐。中医云："通则不痛，痛则不通。"松筋柔脊十二法通过疏导经络、柔顺脊柱，使人体整体和谐，机能充满活力，综合免疫力得以提升，从而达到祛病延年的效果。

胡先生　53岁　内江市中区公路运管所工作

由于从小左手肘脱臼未治好，造成了骨头错位生长，特别在2014年至2016年间左手肘形成习惯性脱臼，先后8次进行复原归位，但左手依然无法上举过头，一过头肘关节就会脱臼，晚上都只能用硬物固定睡觉。期间，先后在四川省骨科医院、内江市中医院、内江市第一人民医院医治，治疗方法均为骨固定位手术。手术要锯错位骨头并用钢片接位复原，左手会比右手短一些，所以自己一直未手术治疗。2016年，开始进行松筋柔脊十二法的练习。几年来，我的左手慢慢地可以举过头并能完成很多弯曲动作，晚上也不用硬物固定睡觉。如今，我甚至可以做一些负重动作，生活质量大幅提高。我会珍惜练习松筋柔脊十二法带来的成果，并会将此功法推荐给需要的人。

王先生　48岁　公务员

因长期伏案办公，坐姿不良，左侧身体出现麻痹感，左肩时有疼痛感。经医生检查判断为早期肩周炎，建议改善不良生活习惯并进行运动改善不良姿态。后来接触了松筋柔脊十二法，有针对性地练习了四相通关、麒麟松肩、无极捭阖等动作，通过早晚坚持习练30分钟，健康状况尤其左侧身体麻痹感大有好转，左肩疼痛感完全消失。目前运动能力良好，已开始进行松筋柔脊十二法的完整套路练习。

曹女士　55岁　办公室工作人员

本人患有多年过敏性荨麻疹、过敏性气喘(严重时胸背疼痛难忍，说话喘不上气，非常难受，且查不出病因)，左手大拇指腱鞘炎，屈伸受限。自2019年4月起开始练习松筋柔脊十二法后，左手拇指腱鞘炎好转，屈伸自如，荨麻疹症状也了很大改善，气喘症状消除，偶发病。

自我感觉练功带给我的不仅是身体状态的改变，精神状态也变得更好。此功法练习场地不限，只要有时间，想练马上就可以练，非常适合中老年及有慢性病的人练习。

吴女士　45岁　办公室工作，医务人员

本人有严重的职业病，如肩周炎、网球肘、肌膜炎、颈椎病等。练习松筋柔脊十二法三个月左右，自觉颈肩部、背阔肌和斜方肌等部位非常轻松，自发性的疼痛几乎消失了，自我感觉身体状况良好。

松筋柔脊十二法不像其他运动那么累，锻炼强度不大，练完后一身微汗，感觉轻松无比，所以能坚持下来。

我是学西医的，同时我也简单地学习了一些中医理论。本着实事求是的原则，相较其他训练、健身等，松筋柔脊十二法有效并且对肌肉、骨骼的磨损极少，是我目前唯一坚持下来的运动。这段时间抗击新冠肺炎，在家里也在积极地进行锻炼，效果甚好。

周女士　63岁　贵州赤水天鹅堡练习群众

退休后，查出自己患有严重的疾病（早期肝硬化），我一下子绝望了。绝望中，我来到贵州赤水天鹅堡康养小镇康养，开始跟随大家练习松筋柔脊十二法，每天早晨练习完整套路，晚上则练习精选动作。经过两年多的时间，身体状况好转了，人也年轻优雅了，更重要的是我的病情也有了好转，前几天的检查化验，近五年多不正常的各项指标数，在这次检查中都接近正常了。

松筋柔脊十二法不仅可以强身健体，还可在练习中愉悦心情，忽略病痛，我是松筋柔脊十二法受益者之一。

古女士　47岁　政府公务人员

本人由于长期久坐，形成不良姿态，致严重颈椎病，肩部活动受限，出现头晕、手麻木等症状，连梳头时手都无法上举。在医院进行了各种治疗，但是仅能缓解一段时间，又反复发作，严重影响工作和生活。

2016年底经朋友推荐，开始松筋柔脊十二法的学习和锻炼。由于身体原因，刚开始仅能进行一些单式动作练习，在坚持锻炼约半年后，身体状况逐渐有了改善，随后进行了完整功法的练习。

如今，颈椎、肩关节问题有了很大改善，工作和生活基本已经恢复正常。现在每天坚持练习45分钟左右，希望自己能一直坚持下去，并能带领家人一起练习，保持健康的生活。

杨女士　50岁　医生

在锻炼之前，由于工作和生活习惯的原因，身体处于亚健康状态，睡眠质量差，皮肤状态也不好。话说人老腿先老，随后又出现了膝关节无力、上楼梯困难的情况。在练习了松筋柔脊十二法之后，自觉身体气血很通畅，皮肤状态变好了，饮食睡眠也有了改善。现在上楼梯也不再气喘，腿脚有力了，上班坐很长时间也没有出现腰背痛的情况了。

罗女士　62岁　卫生局退休公务人员

本人在年轻时曾经上山下乡，参加了很多体力劳动。由于当时生活条件艰苦，膝关节患上了风湿疾病，腰椎间盘突出严重，无法自如地上下楼梯，久坐后起身困难，不能提重物等，对生活工作造成了严重影响。

2015年初，在女儿的介绍下，开始进行松筋柔脊十二法的晨练活动，从刚开始活动筋骨、四肢肌肉简单练习，到现在可以进行完整套路练习，生活质量有了很大提高。现在还可以带带孙子、送孙子上学、买菜做饭，上下楼梯也比较自如了。希望有更多的人接触中国传统养生方法，造福更多人。

罗女士　66岁　内江市人民公园练习群众

由于骨髓炎引起腰腿痛，行走困难。经长期坚持松筋柔脊十二法练习，收效明显。现在每天行走上万步，身体状况良好，各种不适症状松解明显。

左女士　45岁　内江师范学院教师

以前经常头晕，睡眠不好，肩膀容易疼。2018年开始进行松筋柔脊十二法的练习，养成每天至少练一遍的习惯，自觉睡眠改善很多，头不晕了，肩膀也不疼了。松筋柔脊十二法对呼吸放松很有益，自我情绪管理能力也得到很大提升。

张女士　55岁　天然气公司职工

因更年期导致我性格多变，狂躁易怒，经常失眠，膝盖僵硬活动不便，且还未完全适应退休生活，个人落差感较大。通过进行松筋柔脊十二法的晨练活动，一方面，采用运动干预的方法，改善了肢体的不适，睡眠质量有了较大提高，膝盖僵硬的情况有很大改善；另一方面，通过集体活动，帮助调节个人情绪，重新适应新的生活圈，培养幸福感，情绪得到了很好的控制和改善。

张女士　29岁　护士

因工作原因长期熬夜加班，导致睡眠质量很差，且时常出现偏头痛、精神状态不好、敏感易怒的情况。于2019年2月接触松筋柔脊十二法后，个人感觉良好，通过呼吸练习帮助我展开胸腔，舒展废气，排解不良情绪。后针对性地练习了雏鹰展翅、俯仰乾坤等动作，又选择了灵活脊柱、颈椎方面的动作练习，舒展了脊柱，拉伸了经络，疏通了血脉。目前，偏头痛问题已经得到明显改善。

后　记

　　"松筋柔脊十二法"的撰写推出，是在日趋严重的"亚健康"现象、全球抗击"新冠病毒"和全民健身的大背景下进行的。

　　在本书的编写过程中，编写组受到了内江师范学院和社会各界的大力支持。在进行田野调查的过程中，中国武术八段、四川省武协副主席、内江市武协主席尤再清先生亲自率领内江市武术协会各研究会给予了我们大力支持和指导；内江市武术协会宋子方、郭德章、罗正礼、刘玲等老师做了精彩的、具有地方特色的传统功法演练和视频录制，为本课题提供了珍贵的文献资料，为后期整理编撰提供了有力依据。

　　在文字及文化内涵描述方面，内江师范学院老专家王希尧教授、博士后邓国军教授、林正新教授及圣水寺方丈（成都文殊院主持）释智海大和尚等给予了精心细致的修正提炼，为"松筋柔脊十二法"的撰写保驾护航，提供了帮助和指导。

　　在松筋柔脊动作实践体验过程中，四川省名中医、骨科专家孟炼教授、内江市名老中医陈祥远先生、成都416医院胸外科主任欧勇教授、民间武医结合专家刘文昊先生以及内江市黄龙医院李俭莉教授给予了我们咨询和指导；内江市体育局、内江圣水寺、资中县文广新体局、贵州赤水天鹅堡康养小镇社区和天鹅堡医院等也为我们搭建实践平台提供了大力帮助。

　　同时，北京航天部退休职工李晓峰教授、内江师范学院王希尧教授、赤水市周启珍女士、内江市交通局胡斌科长以及社会各界爱好松筋柔脊十二法的健身锻炼者为大家分享了练功感悟。

　　内江师范学院宣传部阳红梅老师为本书图片拍摄提供了帮助。在此，我们一并表示衷心的感谢，也表达我们深深的敬意！

　　由于能力水平有限，或许尚有诸多不尽人意的地方，在此表示歉意，并请社会各界指点和批评。我们将不断改进、不断探索、不断挖掘，把祖国优秀传统养生文化传承下来，令其发扬光大，服务并造福人类。

　　最后再一次感谢曾经关心、帮助、支持和指导过我们的社会各界同行、专家及各位爱好松筋柔脊十二法的朋友们，谢谢大家！祝各位以及家人身体健康，阖家幸福！

编　者

2020年7月于内江师范学院

参考文献

［1］龙云. 中国传统养生图鉴［M］. 北京：东方出版社，2010.

［2］谢华. 黄帝内经［M］. 呼伦贝尔：内蒙古文化出版社，2005.

［3］邱丕相. 中国传统体育养生学［M］. 北京：人民体育出版社，2006.

［4］国家体育总局健身气功管理中心. 健身气功社会体育指导员培训教材［M］. 北京：人民体育出版社，2007.

［5］毛银坤，等. 四川武术大全［M］. 成都：四川科学技术出版社，1989.

［6］董刚阳. 中国功法百家［M］. 广州：广东高等教育出版社，1988.

［7］董孝明，等. 内江地区体育志［M］. 成都：四川辞书出版社，1995.

［8］魏用中. 哲学. 科学与气功文化［M］. 吉林：吉林大学出版社，2006.

［9］鲍勃. 安德森. 拉伸［M］. 北京：北京科学技术出版社，2010.

［10］康戈武. 中国武术实用大全［M］. 北京：中国今日出版社，1990.

［11］张明亮. 唤醒你的身体——中医形体导引术［M］. 北京：学苑出版社，2014.

［12］代金刚. 中医导引养生学［M］. 北京：人民卫生出版社，2016.

［13］荒川裕志. 拉筋让你更年轻［M］. 杭州：浙江科学技术出版社，2012.

［14］罗宾. 麦肯基，等. 麦肯基疗法——7步告别颈椎腰椎烦恼［M］. 北京：金城出版社，2011.

［15］莱斯利·卡米洛夫. 瑜伽解剖学［M］. 北京：人民体育出版社，
2009.

［16］中国家庭养生保健书库编委会. 拉筋拍打治百病［M］. 上海：上
海科普出版社，2015.

［17］克里斯蒂安·博格. 精准拉伸——疼痛消除和损伤预防的针对性
练习［M］. 北京：人民邮电出版社，2016.

［18］印度自然疗法和瑜伽学研究所. 瑜伽疗法［M］. 重庆：重庆出版
社，2008.

［19］东方教育研究院. 图解经络穴位按摩速查手册［M］. 沈阳：沈阳
出版社，2009.